W0040812

Am 20. 7. 2000 beschloss der Deutsche Bundestag das „Infektionsschutzgesetz (IFSG)", das kurzfristig per 1. 1. 2001 in Kraft trat.

Aufgrund der geänderten Inhalte ändern sich ab diesem Zeitpunkt wesentliche Segmente im Rahmen der amtsärztlichen Überprüfung, insbesondere aber für die Ausbildung an den HP-Schulen und den gesamten begleitenden Lernmitteln.

Damit die zahlreichen Käufer dieses bewährten Prüfungsbuches Wissen auf aktuellstem Stand erhalten, bietet der Sonntag Verlag die nachfolgenden Ergänzungen an: Im Teil I erfahren Sie in verkürzter Form alle wesentlichen Veränderungen. Im Teil II finden Sie konkrete Hinweise zu den einzelnen Prüfungsfragen. So gewährleisten wir auch weiterhin, dass Sie sicher und gut vorbereitet in die Prüfung gehen können.

I. Übersicht der für den Heilpraktiker wichtigen Paragraphen des Gesetzes zur Verhütung und Bekämpfung von Infektionskrankheiten beim Menschen (IFSG)

▶ Wichtiger Hinweis:
Der Verfasser hat nützliche Anmerkungen vorgenommen, siehe beispielsweise § 7, bei dem der Gesetzgeber im Text nur Krankheitserreger vorsieht und nicht die von ihnen ausgelösten Krankheiten.

§ 1 Zweck des Gesetzes
(1) Zweck des Gesetzes ist es, übertragbaren Krankheiten beim Menschen vorzubeugen, Infektionen frühzeitig zu erkennen und ihre Weiterverbreitung zu verhindern.

§ 2 Begriffsbestimmungen
Im Sinne des Gesetzes ist

1. Krankheitserreger
   ein vermehrungsfähiges Agens (Virus, Bakterium, Pilz, Parasit) oder ein sonstiges biologisches transmissibles (= *durchlässiges*) Agens, das bei Menschen eine Infektion oder übertragbare Krankheit verursachen kann,
2. Infektion
   die Aufnahme eines Krankheitserregers und seine nachfolgende Entwicklung oder Vermehrung im menschlichen Organismus,
3. übertragbare Krankheit,
   eine durch Krankheitserreger oder deren toxische Produkte, die unmittelbar oder mittelbar auf den Menschen übertragen werden, verursachte Krankheit,
4. Kranker
   eine Person, die an einer übertragbaren Krankheit erkrankt ist,
5. Krankheitsverdächtiger,
   eine Person, bei der Symptome bestehen, welche das Vorliegen einer bestimmten übertragbaren Krankheit vermuten lassen,
6. Ausscheider
   eine Person, die Krankheitserreger ausscheidet und dadurch eine Ansteckungsquelle für die Allgemeinheit sein kann, ohne krank oder krankheitsverdächtig zu sein,

* Ergänzungsbroschüre zu Holler, MC-Prüfungsfragen, Sonntag Verlag. **ISBN 3-87758-195-1**

7. Ansteckungsverdächtiger
eine Person, von der anzunehmen ist, dass sie Krankheitserreger aufgenommen hat, ohne krank, krankheitsverdächtig oder Ausscheider zu sein,

8. nosokomiale Infektion
eine Infektion mit lokalen oder systemischen Infektionszeichen als Reaktion auf das Vorhandensein von Erregern oder ihrer Toxine, die im zeitlichen Zusammenhang mit einer stationären oder einer ambulanten medizinischen Maßnahme steht, soweit die Infektion nicht bereits vorher bestand

9. Schutzimpfung
die Gabe eines Impfstoffes mit dem Ziel, vor einer übertragbaren Krankheit zu schützen

10. andere Maßnahmen der spezifischen Prophylaxe
die Gabe von Antikörpern (passive Immunprophylaxe) oder die Gabe von Medikamenten (Chemoprophylaxe) zum Schutz vor Weiterverbreitung bestimmter übertragbarer Krankheiten,

11. Impfschaden
die gesundheitliche und wirtschaftliche Folge einer über das übliche Ausmaß einer Impfreaktion hinausgehenden gesundheitlichen Schädigung durch die Schutzimpfung; ein Impfschaden liegt auch vor, wenn mit vermehrungsfähigen Erregern geimpft wurde und eine andere als die geimpfte Person geschädigt wurde,

12. Gesundheitsschädling
ein Tier, durch das Krankheitserreger auf Menschen übertragen werden können,

13. Sentinel-Erhebung
eine epidemiologische Methode zur stichprobenartigen Erfassung der Verbreitung bestimmter übertragbarer Krankheiten und der Immunität gegen bestimmte übertragbare Krankheiten in ausgewählten Bevölkerungsgruppen

14. Gesundheitsamt
die nach Landesrecht für die Durchführung dieses Gesetzes bestimmte und mit einem Amtsarzt besetzte Behörde

§ 6 Meldepflichtige Krankheiten

(1) Namentlich ist zu melden:

1. der Krankheitsverdacht, die Erkrankung sowie der Tod an
   a) Botulismus
   b) Cholera
   c) Diphtherie
   d) humaner spongiformer Enzephalopathie (außer familiär-hereditärer [erblicher] Formen)
   e) akuter Virushepatitis
   f) enteropathischem hämolytisch-urämischem Syndrom (HUS)
   g) virusbedingtem hämorrhagischen Fieber
   h) Masern
   i) Meningokokken-Meningitis oder -Sepsis
   j) Milzbrand
   k) Poliomyelitis (als Verdacht gilt jede akute schlaffe Lähmung, außer wenn traumatisch bedingt)
   l) Pest
   m) Tollwut
   n) Typhus abdominalis/Paratyphus
   sowie die Erkrankung und der Tod an einer behandlungsbedürftigen Tuberkulose, auch wenn ein bakteriologischer Nachweis nicht vorliegt,

2. der Verdacht auf und die Erkrankung an einer mikrobiell bedingten Lebensmittelvergiftung oder an einer akuten infektiösen Gastroenteritis, wenn
   a) eine Person betroffen ist, die eine Tätigkeit im Sinne des § 42 Abs. 1 ausübt *(Personen, die Lebensmittel herstellen, behandeln oder in Verkehr bringen),*
   b) zwei oder mehr gleichartige Erkrankungen auftreten, bei denen ein epidemischer Zusammenhang wahrscheinlich ist oder vermutet wird

3. der Verdacht einer über das übliche Ausmaß einer Impfreaktion hinausgehenden gesundheitlichen Schädigung

4. die Verletzung eines Menschen durch ein tollwutkrankes, -verdächtiges oder ansteckungsverdächtiges Tier sowie die Berührung eines solchen Tieres oder Tierkörpers,

5. soweit nicht nach den Nummern 1 bis 4 meldepflichtig, das Auftreten
   a) einer bedrohlichen Krankheit oder
   b) von zwei oder mehr gleichartigen Erkrankungen, bei denen ein epidemischer Zusammenhang wahrscheinlich ist oder vermutet wird

wenn dies auf eine schwerwiegende Gefahr für die Allgemeinheit hinweist und Krankheitserreger als Ursache in Betracht kommen, die nicht in § 7 genannt sind (*bis hier hin muss der HP melden*)

(2) Dem Gesundheitsamt ist über die Meldung nach Absatz 1 Nr. 1 hinaus mitzuteilen, wenn Personen, die an einer behandlungsbedürftigen Lungentuberkulose leiden, eine Behandlung verweigern oder abbrechen (*muss der Arzt melden, nicht der HP*)

(3) Dem Gesundheitsamt ist unverzüglich das gehäufte Auftreten nosokomialer (= *im Krankenhaus erworbener)* Infektionen, bei denen ein epidemischer Zusammenhang wahrscheinlich ist oder vermutet wird, als Ausbruch nicht namentlich zu melden (*muss der Arzt melden, nicht der HP*)

§ 7 Meldepflichtige Nachweise von Krankheitserregern

(1) Namentlich ist bei folgenden Krankheitserregern, soweit nicht anders bestimmt, der direkte oder indirekte Nachweis zu melden, soweit die Nachweise auf eine akute Infektion hinweisen:

1. Adenoviren; Meldepflicht nur für den direkten Nachweis im Konjunktivalabstrich (Krankheitsbild: Keratoconjunctivitis epidemica)
2. Bacillus anthracis (Krankheitsbild: Milzbrand)
3. Borrelia recurrentis (Krankheitsbild: Läuserückfallfieber)
4. Brucella species (Krankheitsbild: Brucellose)
5. Campylobacter species, darmpathogen (Krankheitsbild: Campylobacter-Enteritis)
6. Chlamydia psittaci (Krankheitsbild: Ornithose)
7. Clostridium botulinum oder Toxinnachweis (Krankheitsbild: Botulismus)
8. Corynebacterium diphtheriae, Toxin bildend (Krankheitsbild: Diphtherie)
9. Coxiella burnetii (Krankheitsbild: Q-Fieber)
10. Cryptosporidium parvum (Krankheitsbild: Cryptosporidiose, akute infektiöse Gastroenteritis)
11. Ebolavirus (Krankheitsbild: virales hämorrhagisches Fieber)
12. a) Escherichia coli, enterohämorrhagische Stämme (EHEC) (Krankheitsbild: akute infektiöse Gastroenteritis, HUS)
    b) Escherichia coli, sonstige darmpathogene Stämme (Krankheitsbild: akute infektiöse Gastroenteritis)
13. Francisella tularensis (Krankheitsbild: Tularämie = Hasenpest)
14. FSME-Virus (Krankheitsbild: Frühsommer-Meningoenzephalitis)
15. Gelbfiebervirus (Krankheitsbild: Gelbfieber, virales hämorrhagisches Fieber)
16. Giardia lamblia (Krankheitsbild: Giardiasis, Lambliasis)
17. Haemophilus influenzae; Meldepflicht nur für den direkten Nachweis aus Liquor oder Blut (Krankheitsbild: Haemophilus-influenzae-Infektionen)
18. Hantaviren (Krankheitsbild: virales hämorrhagisches Fieber)
19. Hepatitis-A-Virus (Krankheitsbild: akute Virushepatitis A)
20. Hepatitis-B-Virus (Krankheitsbild: akute Virushepatitis B)
21. Hepatitis-C-Virus; Meldepflicht für alle Nachweise, soweit nicht bekannt ist, dass eine chronische Infektion vorliegt (Krankheitsbild: akute Virushepatitis C)
22. Hepatitis-D-Virus (Krankheitsbild: akute Virushepatitis D)
23. Hepatitis-E-Virus (Krankheitsbild: akute Virushepatitis E)
24. Influenzaviren; Meldepflicht nur für

den direkten Nachweis (Krankheitsbild: Influenza A, B und C)

25. Lassavirus (Krankheitsbild: virales hämorrhagisches Fieber)
26. Legionella species (Krankheitsbild: Legionellose, Pontiac-Fieber)
27. Leptospira interrogans (Krankheitsbild: Leptospirose)
28. Listeria monocytogenes; Meldepflicht nur für den direkten Nachweis aus Blut, Liquor, oder anderen normalerweise sterilen Substraten sowie aus Abstrichen von Neugeborenen (Krankheitsbild: Listeriose)
29. Marburgvirus (Krankheitsbild: virales hämorrhagisches Fieber)
30. Masernvirus (Krankheitsbild: Masern)
31. Mycobacterium leprae (Krankheitsbild: Lepra)
32. Mycobacterium tuberculosis/africanum, Mycobacterium bovis; Meldepflicht für den direkten Erregernachweis sowie nachfolgend für das Ergebnis der Resistenzbestimmung; vorab auch für den Nachweis säurefester Stäbchen im Sputum (Krankheitsbild: Tuberkulose)
33. Neisseria meningitidis; Meldepflicht nur für den direkten Hinweis aus Liquor, Blut von hämorrhagischen Hautinfiltraten oder anderen normalerweise sterilen Substraten (Krankheitsbild: Meningokokken-Meningitis)
34. Norwalkähnliches Virus; Meldepflicht nur für den direkten Nachweis aus Stuhl (Krankheitsbild: Erkrankung durch norwalkähnliche Viren, akute infektiöse Gastroenteritis)
35. Poliovirus (Krankheitsbild: Poliomyelitis)
36. Rabiesvirus (Krankheitsbild: Tollwut)
37. Rickettsia prowazekii (Krankheitsbild: Fleckfieber, Typhus exanthematicus)
38. Rotavirus (Krankheitsbild: Rotavirus-enteritis, akute infektiöse Gastroenteritis)
39. Salmonella paratyphi; Meldepflicht für alle direkten Nachweise (Krankheitsbild: Paratyphus)
40. Salmonella typhi; Meldepflicht für alle direkten Nachweise (Krankheitsbild: Typhus)
41. Salmonella, sonstige (Krankheitsbild: Samonellen-Enteritis, akute infektiöse Gastroenteritis)
42. Shigella species (Krankheitsbild: Shigellose)
43. Trichinella spiralis (Krankheitsbild: Trichinose)
44. Vibrio cholerae O 1 und O 139 (Krankheitsbild: Cholera)
45. Yersinia enterocolitica, darmpathogen (Krankheitsbild: enterale Yersiniose)
46. Yersinia pestis (Krankheitsbild: Pest)
47. andere Erreger hämorrhagischer Fieber: Dengue-Virus (Denguefieber), Guanarito-Virus (Venezolanisches hämorrhagisches Fieber), Junín-Virus (Argentinisches hämorrhagisches Fieber), Kyasanur-Forest-Virus (Kyasanur-Forest-Krankheit), Krim-Kongo-Fieber-Virus (Krim-Kongo-Fieber), Machupo-Virus (Bolivianisches hämorrhagisches Fieber), OHF-Virus (Omsk hämorrhagisches Fieber), Rifttal-Fieber-Virus (Rifttal-Fieber, Südafrikanisches hämorrhagisches Fieber), Sabiá-Virus (Brasilianisches hämorrhagisches Fieber).

(2) Namentlich sind in dieser Vorschrift nicht genannte Krankheitserreger zu melden, soweit deren örtliche und zeitliche Häufung auf eine schwerwiegende Gefahr für die Allgemeinheit hinweist.

(3) Nicht namentlich ist bei folgenden Krankheitserregern der direkte oder indirekte Nachweis zu melden:

1. Treponema pallidum (Krankheitsbild: Syphilis)
2. HIV (Krankheitsbild: HIV-Krankheit, AIDS)
3. Echinococcus species (Krankheitsbild: Echinikokkose)
4. Plasmodium species (Krankheitsbild: Malaria)
5. Rubellavirus; Meldepflicht nur bei konnatalen Infektionen (Krankheitsbild: Röteln, Rötelnembryopathie)

6. Toxoplasma gondii; Meldepflicht nur bei konnatalen Infektionen. (Krankheitsbild: Toxoplasmose, angeborene Toxoplasmose)

> Die in § 7 genannten Krankheitserreger müssen vom HP nicht gemeldet werden; Personen, die mit einem in § 7 genannten Krankheitserreger infiziert sind, dürfen vom HP nicht behandelt werden.

§ 8 Zur Meldung verpflichtete Personen
(1) Zur Meldung oder Mitteilung sind verpflichtet:
1. ...der feststellende Arzt...
2. ...die Leiter von Medizinaluntersuchungsämtern und sonstigen privaten oder öffentlichen Untersuchungsstellen einschließlich der Krankenhauslaboratorien,
3. ...die Leiter von Einrichtungen der pathologisch-anatomischen Diagnostik...
4. ...der Tierarzt,
5. ...Angehörige eines anderen Heil- oder Pflegeberufs...
6. ...der verantwortliche Luftfahrzeugführer oder Kapitän eines Seeschiffes,
7. ...die Leiter von Pflegeeinrichtungen, Justizvollzugsanstalten, Heimen, Lagern oder ähnlichen Einrichtungen,
8. im Falle des § 6 Abs. 1 der Heilpraktiker

§ 9 Namentliche Meldung
(1) Die namentliche Meldung muss folgende Angaben enthalten (beim Heilpraktiker beschränkt sich die Meldepflicht auf die ihm vorliegenden Angaben): Name und Vorname des Patienten/Geschlecht/Geburtsdatum/Anschrift der Hauptwohnung und falls abweichend auch die Anschrift des derzeitigen Aufenthaltsortes/Tätigkeiten im Sinne des § 36 und 42/Betreuung in einer Gemeinschaftseinrichtung gemäß § 33/Verdachtsdiagnose/Tag der Erkrankung/wahrscheinliche Infektionsquelle/Land, in dem die Infektion wahrscheinlich erworben wurde (bei Tbc Geburtsland und

Staatsangehörigkeit)/Name, Anschrift und Telefonnummer der mit der Erregerdiagnostik beauftragten Untersuchungsstelle/Überweisung in ein Krankenhaus/Blut-, Organ- oder Gewebespende in den letzten 6 Monaten/Name und Anschrift des Meldenden/bei Meldung des Verdachts einer über das übliche Ausmaß einer Impfreaktion hinausgehenden gesundheitlichen Schädigung (§ 6 Abs. 1 Nr. 3) die Angaben des Impfausweises
(3) Die namentliche Meldung muss unverzüglich, spätestens innerhalb von 24 Stunden nach erlangter Kenntnis gegenüber dem für den Aufenthalt des Betroffenen zuständigen Gesundheitsamt erfolgen.

§ 24 Behandlung übertragbarer Krankheiten
Die Behandlung von Personen, die an einer der in § 6 oder § 34 genannten übertragbaren Krankheiten erkrankt oder dessen verdächtigt sind oder die mit einem Krankheitserreger nach § 7 infiziert sind, ist insoweit im Rahmen der berufsmäßigen Ausübung der Heilkunde nur Ärzten gestattet.
Satz 1 gilt entsprechend bei sexuell übertragbaren Krankheiten.

§ 28 Schutzmaßnahmen
(1) Werden Kranke, Krankheitsverdächtige, Ansteckungsverdächtige oder Ausscheider festgestellt oder ergibt sich, dass ein Verstorbener krank, krankheitsverdächtig oder Ausscheider war, so trifft die zuständige Behörde die notwendigen Schutzmaßnahmen... soweit und so lange es zur Verhinderung der Verbreitung übertragbarer Krankheiten erforderlich ist. Die Grundrechte der Freiheit der Person, der Versammlungsfreiheit und der Unverletzlichkeit der Wohnung kann insofsweit eingeschränkt werden.

§ 29 Beobachtung
(1) Kranke, Krankheitsverdächtige, Ansteckungsverdächtige und Ausscheider können einer Beobachtung unterworfen werden.

§ 30 Quarantäne

(1) Die zuständige Behörde hat anzuordnen, dass Personen, die an Lungenpest oder an von Mensch zu Mensch übertragbarem hämorrhagischem Fieber erkrankt oder dessen verdächtigt sind, unverzüglich in einem Krankenhaus oder einer für diese Krankheiten geeigneten Einrichtung abgesondert werden. Bei sonstigen Kranken sowie Krankheitsverdächtigen, Ansteckungsverdächtigen und Ausscheidern kann angeordnet werden, bei Ausscheidern jedoch nur, wenn sie andere Schutzmaßnahmen nicht befolgen, befolgen können oder befolgen würden und dadurch ihre Umgebung gefährden.

§ 31 Berufliches Tätigkeitsverbot

Die zuständige Behörde kann Kranken, Krankheitsverdächtigen, Ansteckungsverdächtigen und Ausscheidern die Ausübung bestimmter beruflicher Tätigkeiten ganz oder teilweise untersagen. Satz 1 gilt auch für sonstige Personen, die Krankheitserreger so in oder an sich tragen, dass im Einzelfall die Gefahr einer Weiterverbreitung besteht.

§ 33 Gemeinschaftseinrichtungen

Gemeinschaftseinrichtungen im Sinne dieses Gesetzes sind Einrichtungen, in denen überwiegend Säuglinge, Kinder oder Jugendliche betreut werden, insbesondere Kinderkrippen, Kindergärten, Kindertagesstätten, Kinderhorte, Schulen, oder sonstige Ausbildungseinrichtungen, Heime, Ferienlager und ähnliche Einrichtungen.

§ 34 Gesundheitliche Anforderungen, Mitwirkungspflichten, Aufgaben des Gesundheitsamtes

(1) Personen, die an Cholera, Diphtherie, Enteritis durch enterohämorrhagische E. coli (EHEC), virusbedingtem hämorrhagischen Fieber, Haemophilus influenzae Typ b-Meningitis, Impetigo contagiosa (ansteckende Borkenflechte), Keuchhusten, ansteckungsfähiger Lungentuberkulose, Masern, Meningokokken-Infektion, Mumps,

Paratyphus, Pest, Poliomyelitis, Scabies (Krätze), Scharlach oder sonstige Streptococcus-pyogenes-Infektionen, Shigellose, Typhus abdominalis, Virushepatitis A oder E, Windpocken erkrankt oder dessen verdächtigt oder die verlaust sind, dürfen in den in § 33 genannten Gemeinschaftseinrichtungen keine Lehr-, Erziehungs-, Pflege-, Aufsichts- oder sonstige Tätigkeiten ausüben, bis nach ärztlichem Urteil eine Weiterverbreitung der Krankheit oder der Verlausung durch sie nicht mehr zu befürchten ist. Das gilt auch für die in der Gemeinschaftseinrichtung Betreuten.

> Im § 34 zusätzliche Erkrankungen, die gemäß § 24 vom Heilpraktiker nicht behandelt werden dürfen: Impetigo contagiosa, Keuchhusten, Mumps, Scabies, Scharlach oder sonstige Streptococcus-pyogenes-Infektionen, Windpocken. Verlausung ist keine Erkrankung und ist daher vom Behandlungsverbot ausgenommen.

§ 36 Einhaltung der Infektionshygiene

...

(2) Zahnarztpraxen sowie Arztpraxen und Praxen sonstiger Heilberufe, in denen invasive Eingriffe vorgenommen werden, sowie sonstige Einrichtungen und Gewerbe, bei denen durch Tätigkeiten am Menschen durch Blut Krankheitserreger übertragen werden können, können durch das Gesundheitsamt infektionshygienisch überwacht werden.

§ 42 Tätigkeits- und Beschäftigungsverbote

(1) Personen, die

1. an Typhus abdominalis, Paratyphus, Cholera, Shigellenruhr, Salmonellose, einer anderen infektiösen Gastroenteritis oder Virushepatitis A oder E erkrankt oder dessen verdächtig sind,

2. an infizierten Wunden oder an Hautkrankheiten erkrankt sind, bei denen die Möglichkeit besteht, dass deren

Krankheitserreger über Lebensmittel übertragen werden können,

3. die Krankheitserreger Shigellen, Salmonellen, enterohämorrhagische Escherichia coli oder Choleravibrionen ausscheiden,

dürfen nicht tätig sein oder beschäftigt werden

a) beim Herstellen, Behandeln oder Inverkehrbringen der in Absatz 2 genannten Lebensmittel, wenn sie dabei mit diesen in Berührung kommen, oder

b) in Küchen von Gaststätten und sonstigen Einrichtungen mit oder zur Gemeinschaftsverpflegung.

Alphabetische Zusammenfassung aller Infektionskrankheiten, die gemäß IFSG § 24 dem Behandlungsverbot für Heilpraktiker unterliegen:

AIDS

Botulismus[1]

Brucellose (Maltafieber, Morbus Bang, Schweinebrucellose)

Campylobacter-Enteritis[3,4]

Cholera[1,4]

Diphtherie[1]

Echinikokkose

Enzephalopathie, humane spongiforme (Creutzfeldt-Jakob-Krankheit)[1]

Erkrankung durch norwalk-ähnliche Viren[3,4]

Escherichia-coli-Enteritis[1,4]

Fleckfieber (Typhus exanthematicus)

FSME (Frühsommer-Meningoenzephalitis)

Gastroenteritis, akute infektiöse[3,4]

Gelbfieber

Geschlechtskrankheiten (sexuell übertragbare Krankheiten)

Giardiasis (Lambliasis)[3,4]

Haemophilus-influenzae-Infektionen

HIV-Krankheit

HUS (enteropathisches hämolytisch-urämisches Syndrom)[1]

Impetigo contagiosa (Borkenflechte)

Influenza A, B und C (epidemische Grippe)

Keratoconjunctivitis epidemica (Adenovirus-Konjunktivitis)

Keuchhusten

Kryptosporidiose[3,4]

Läuserückfallfieber

Legionellose

Lepra

Leptospirose (Morbus Weil, Kanikolafieber, Schweinehüterkrankheit u. a.)

Listeriose

Malaria

Masern[1]

Meningokokken-Meningitis[1]

Milzbrand[1]

Mumps

Ornithose

Paratyphus A, B und C[1,4]

Pest[1]

Poliomyelitis[1]

Pontiac-Fieber

Q-Fieber

Rotavirusenteritis[3,4]

Röteln

Salmonellose[3,4]

Scabies (Krätze)

Scharlach

Shigellose[3,4]

Streptococcus-pyogenes-Infektionen (z. B. Erysipel = Wundrose)

Syphilis (Lues)

Tollwut[1]

Toxoplasmose

Trichinose

Tuberkulose[2]

Tularämie (Hasenpest)

Typhus abdominalis[1,4]

virales hämorrhagisches Fieber[1]

Virushepatitis A–E, akute[1,4]

Windpocken

Yersiniose[3,4]

---

[1] Meldepflicht bei Verdacht und Erkrankung (IFSG § 3 Abs. 1 Nr. 1)

[2] Meldepflicht nur bei Erkrankung (IFSG § 3 Abs. 1 Nr. 1)

[3] Meldepflicht wenn (IFSG § 3 Abs. 1 Nr. 2)
a) eine Person betroffen ist, die eine Tätigkeit im Sinne des § 42 Abs. 1 ausübt,
b) zwei oder mehr gleichartige Erkrankungen auftreten, bei denen ein epidemischer Zusammenhang wahrscheinlich ist oder vermutet wird

[4] Bei Verdacht und Erkrankung gilt Tätigkeits- und Beschäftigungsverbot für Personen, die beim Herstellen, Behandeln oder Inverkehrbringen von Lebensmitteln mit diesen in Berührung kommen oder in Küchen von Gaststätten und sonstigen Einrichtungen mit oder zur Gemeinschaftsverpflegung einen Dienst verrichten (IFSG § 42 Abs. 1)

II. Welche Änderungen sind für die Aussagen dieses Prüfungsbuches eingetreten?

Die alten Gesetze wie das *„Bundesseuchengesetz"* und das *„Gesetz zur Bekämpfung von Geschlechtskrankheiten"* sind außer Kraft. Neue Prüfungsfragen ergeben sich erst in den Folgejahren.

Wenn Sie die anliegenden Änderungshinweise nutzen, gehen Sie dennoch oder gerade deswegen mit diesem Ihrem Prüfungsbuch fit in den MC-Test.

Kapitel 1.2   Pathologie Bewegungsapparat

Zu Antwort 9

Muskeltrichinose (Wurmerkrankung, Behandlungsverbot gemäß IFSG §§ 7 und 24)

Kapitel 11.1   Allgemeine Infektionslehre

Zu Antwort 287
Zu 1: Cholera (Meldepflicht und Behandlungsverbot gemäß IFSG §§ 6 und 24)
Zu 2: Typhus abdominalis (Meldepflicht und Behandlungsverbot gemäß IFSG §§ 6 und 24)
Zu 3: Ornithose (Behandlungsverbot gemäß IFSG §§ 7 und 24)
Zu 4: Botulismus (Behandlungsverbot gemäß IFSG §§ 7 und 24)
Zu 5: Borkenflechte (Behandlungsverbot gemäß IFSG §§ 34 und 24)

Zu Antwort 298
Diphtherie (Meldepflicht und Behandlungsverbot gemäß IFSG §§ 6 und 24)

Kapitel 11.2   Spezielle Infektionslehre

Zu Antwort 299
Zu A: Plasmodium: Erreger (Protozoen) der Malaria (Meldepflicht und Behandlungsverbot gemäß IFSG §§ 7 und 24)
Zu C: Variola-Virus: Erreger der Pocken (Meldepflicht entfällt)
Zu D: Betahämolysierende Streptokokken der Gruppe A (Behandlungsverbot gemäß IFSG §§ 34 und 24)

Zu Antwort 302
Diphtherie (Meldepflicht und Behandlungsverbot gemäß IFSG §§ 6 und 24)

Zu Antwort 307
Im IFSG § 7 werden folgende Erreger erwähnt, die zu den Protozoen gehören: Cryptosporidium parvum (Kryptosporidiose, akute infektiöse Gastroenteritis), Giardia lamblia (Giardiasis), Plasmodien (Malaria) und Toxoplasma gondii (Toxoplasmose, angeborene Toxoplasmose)
Zu A: Poliomyelitis: Meldepflicht und Behandlungsverbot gemäß IFSG §§ 6 und 24
Zu B: Mumps: Behandlungsverbot gemäß IFSG §§ 34 und 24
Zu C: Röteln: Behandlungsverbot gemäß IFSG §§ 7 und 24
Zu D: Toxoplasmose: Behandlungsverbot gemäß IFSG §§ 7 und 24
Zu E: Masern: Meldepflicht und Behandlungsverbot gemäß IFSG §§ 6 und 24

Zu Antwort 308

Die Lösung **D** ist richtig.

Krätze (Scabies) ist eine Infektionskrankheit der Haut (Behandlungsverbot gemäß IFSG §§ 34 und 24)

Antwort 309

Zu C: Botulismus: Meldepflicht gemäß IFSG §§ 6 und 24

Zu Frage 310

Diese Frage musste **neu** konzipiert werden, da die Thematik „Ausscheider" in der Fragestellung nicht mehr stimmt (siehe IFSG §§ 28,29,30,31).

310. Was stimmt für die Shigellenruhr?

1. Die Shigellenruhr ist zu melden, wenn zwei oder mehr gleichartige Erkrankungen auftreten, bei denen ein epidemischer Zusammenhang wahrscheinlich ist oder vermutet wird
2. Die Shigellenruhr ist eine Lokalinfektionskrankheit des Dickdarms
3. Die Shigellenruhr geht mit blutig-schleimig-eitrigen Durchfällen einher
4. Die Shigellenruhr hat eine Inkubationszeit von ca. 1–7 Tagen
5. Die Shigellenruhr ist durch Tröpfcheninfektion übertragbar

☐ A) Nur die Aussagen 1, 2, 3 und 4 sind richtig
☐ B) Nur die Aussagen 1, 2 und 3 sind richtig
☐ C) Nur die Aussagen 2, 3 und 4 sind richtig
☐ D) Nur die Aussagen 2, 3 und 5 sind richtig
☐ E) Alle Aussagen sind richtig

Antwort 310

Die Lösung **A** ist richtig.

Zu 1: Bei der Shigellenruhr (Shigellose) besteht Meldepflicht, wenn
a) eine Person betroffen ist, die eine Tätigkeit im Sinne des § 42 Abs. 1 ausübt,
b) zwei oder mehr gleichartige Erkrankungen auftreten, bei denen ein epidemischer Zusammenhang wahrscheinlich ist oder vermutet wird.

Zu 2: Die Shigellenruhr ist eine geschwürige Lokalinfektion des Dickdarms, in 1/3 der Fälle auch des Dünndarms.

Zu 3: Die Shigellose geht mit blutig-schleimigen Durchfällen einher, in schweren Fällen bis zu 40 Stühlen am Tag.

Zu 4: Inkubationszeit: 1–7 Tage (12–96 Stunden).

Zu 5: Übertragung: infiziertes Wasser und Nahrungsmittel (Erkrankung der Not- und Kriegszeiten), auch Mensch zu Mensch (Schmierinfektion z. B. beim Wickeln von Säuglingen)

Zu Antwort 312

Cholera: Meldepflichtig gemäß IFSG §§ 6 und 24.
Dauerausscheider (BSG § 3 Abs. 4) entfällt (siehe IFSG §§ 28,29,30,31).

Zu Antwort 313

Die Lyme-Erkrankung ist erstmals in der Ortschaft Lyme in den USA beobachtet worden. Der Erreger ist ein Bakterium (Borrelia burgdorferi). Es besteht kein Behandlungsverbot. Sollte die Erkrankung jedoch auf eine schwerwiegende Gefahr für die Allgemeinheit hinweisen, besteht gemäß IFSG § 6 Abs. 1 Nr. 5 eine Meldepflicht und daher auch ein Behandlungsverbot.

Zu Frage 314

Diese Frage musste **neu** konzipiert werden, da die Thematik „BSG" in der Fragestellung nicht mehr stimmt.

314. Was trifft für die Legionellose (Legionärskrankheit) zu?

1. Wird hauptsächlich innerhalb größerer Menschenmengen übertragen (ähnlich wie die Grippe)
2. Kann grippeähnliche Symptome hervorrufen
3. Wurde das erste Mal bei einer Zusammenkunft von Legionären des Kaisers Augustus beschrieben
4. Ist gemäß IFSG meldepflichtig
5. Wird hauptsächlich durch Aerosole übertragen

☐ A) Nur die Aussagen 1 und 2 sind richtig
☐ B) Nur die Aussagen 1, 2 und 3 sind richtig
☐ C) Nur die Aussagen 2 und 5 sind richtig
☐ D) Nur die Aussagen 3 und 4 sind richtig
☐ E) Alle Aussagen sind richtig

Antwort 314

Die Lösung **C** ist richtig.
Zu 1: Hauptsächlich sind Patienten mit Abwehrschwäche betroffen
Zu 2: Ruft grippeähnliche Symptome hervor, kann in eine atypische Pneumonie übergehen.
Zu 3: Wurde das erste Mal in der Ortschaft Lyme in den USA beobachtet und beschrieben.
Zu 4: Bei der Legionellose besteht keine Meldepflicht, da sie namentlich im § 6 des IFSG nicht erwähnt, wird. Eine Meldepflicht besteht nur dann, wenn die Erkrankung auf eine schwerwiegende Gefahr für die Allgemeinheit hinweist (IFSG § 6 Abs. 1 Nr. 5).
Zu 5: Wird hauptsächlich durch Aerosole aus Warmwasseranlagen übertragen (z. B. Duschen und Klimaanlagen in Hotels, Whirlpools)

Zu Antwort 316

Das Gesetz zu Bekämpfung der Geschlechtskrankheiten ist seit 01.01.01 außer Kraft getreten. Für den Heilpraktiker gilt ein Behandlungsverbot für alle sexuell übertragbaren Krankheiten (IFSG § 24). Jedoch ist dem Heilpraktiker nicht mehr verboten, die Geschlechtsorgane im Rahmen einer Befunderhebung zu untersuchen.

Zu Antwort 318

Bei der Shigellenruhr (Bakterienruhr, Dysenterie, Shigellose) besteht gemäß IFSG § 6 Abs. 1 Nr. 2 eine Meldepflicht, wenn
a) eine Person betroffen ist, die eine Tätigkeit im Sinne des § 42 Abs. 1 ausübt,
b) zwei oder mehr gleichartige Erkrankungen auftreten, bei denen ein epidemischer Zusammenhang wahrscheinlich ist oder vermutet wird.

Zu Antwort 319

Botulismus ist gemäß IFSG § 6 zu melden bei Verdacht, Erkrankung und Tod, wobei die Meldepflicht bei Tod für Heilpraktiker entfällt (Ausstellung eines Totenscheins nur durch den Arzt)

Zu Antwort 320
Typhus abdominalis: Meldepflicht und Behandlungsverbot gemäß IFSG §§ 6 und 24

Zu Frage 321
Diese Frage musste **neu** konzipiert werden, da die Thematik „BSG" in der Fragestellung nicht mehr stimmt. Außerdem ist die Verneinung aus der Frage herausgenommen worden.

321. Welche Aussagen zur Cholera sind richtig?
1. Die Inkubationszeit bei Cholera beträgt normalerweise mehrere Wochen.
2. Die Erreger sind betahämolysierende Streptokokken der Gruppe A
3. Es kommt zum Durchfall und Erbrechen
4. Die Übertragung kann auch über Meeresfrüchte erfolgen
5. Cholera ist für den Heilpraktiker meldepflichtig

- ☐ A) Nur die Aussagen 1, 2 und 3 sind richtig
- ☐ B) Nur die Aussagen 1, 3 und 5 sind richtig
- ☐ C) Nur die Aussagen 3, 4 und 5 sind richtig
- ☐ D) Nur die Aussage 3 ist richtig
- ☐ E) Nur die Aussagen 3 und 4 sind richtig

Antwort 321
Die Lösung **C** ist richtig.
Zu 1: Die Inkubationszeit bei Cholera beträgt normalerweise wenige Stunden bis wenige Tage (1–5 Tage).
Zu 2: Die Erreger sind Cholera-Vibrionen. Betahämolysierende Streptokokken der Gruppe A (Streptococcus pyogenes) können folgende Erkrankungen verursachen: Angina tonsillaris, Pharyngitis, Otitis media, Scharlach, Erysipel, eitrige Hauterkrankungen, Sepsis und Folgeerkrankungen wie z. B. rheumatisches Fieber, Endokarditis, Glomerulonephritis.
Zu 3: Die Durchfälle sind reiswasserartig und nicht schmerzhaft.
Zu 4: Die Übertragung erfolgt meist durch verseuchtes Trinkwasser und rohen Fisch
Zu 5: Cholera ist für den Heilpraktiker meldepflichtig bei Verdacht und Erkrankung gemäß IFSG §§ 6 und 24

Zu Antwort 323
Zu C: Im IFSG § 7 erwähnte Rickettsien: Coxiella burneti (Erreger des Q-Fieber) und Rickettsia prowazeki (Erreger des Fleckfiebers)
Zu D: Im IFSG § 7 erwähnte Chlamydien: Chlamydia psittaci (Erreger der Ornithose).
Zu E: Im IFSG § 7 werden folgende Protozoen genannt: Cryptosporidium parvum (Kryptosporidiose, akute infektiöse Gastroenteritis), Giardia lamblia (Giardiasis), Plasmodien (Malaria) und Toxoplasma gondii (Toxoplasmose, angeborene Toxoplasmose)

Zu Antwort 327
Zu 2: Der Arzt muss Gonorrhö nicht melden. Gemeldet werden muss vom Arzt gemäß § 7 (3) nicht namentlich der Nachweis von Treponema pallidum (Syphilis) und HIV (HIV-Erkrankung, AIDS), wenn ein Hinweis auf eine akute Infektion besteht.

Zu Frage 328
In dieser Frage muß statt BSG IFSG stehen.

328. Welche Aussage stimmt für die Tuberkulose?
1. Tuberkulose ist eine Viruserkrankung
2. Tuberkulose ist gemäß IFSG meldepflichtig
3. Tuberkulose kann zu einer nassen Rippenfellentzündung führen
4. Tuberkulose kann in verschiedenen Organen vorkommen
5. Tuberkulose nimmt irgendwann immer einen letalen Ausgang

☐ A) Nur die Aussagen 1, 2, 3 und 4 sind richtig
☐ B) Nur die Aussagen 2, 3 und 4 sind richtig
☐ C) Nur die Aussagen 2 und 4 sind richtig
☐ D) Nur die Aussagen 3 und 4 sind richtig
☐ E) Alle Aussagen sind richtig

Antwort 328
Die Lösung B ist richtig.
Zu 1: Tuberkulose ist eine bakterielle Erkrankung (Mycobacterium tuberculosis)
Zu 2: Tuberkulose ist für Heilpraktiker gemäß IFSG § 6 meldepflichtig bei Erkrankung
Zu 3: Bei der Lungentuberkulose kann es im Stadium der Primärtuberkulose oder im Rahmen einer postprimären Tuberkulose zu einer feuchten Brustfellentzündung (Pleuritis exsudativa) kommen (Vorkommen v.a. bei Jugendlichen und jüngeren Erwachsenen)
Zu 4: Bei Ausschwemmung der Erreger in die Blutbahn kann es zu einer Verschleppung in ein oder mehrere Organe mit Entwicklung der typischen tuberkulösen Herdbildung (Tuberkel) kommen
Zu 5: Mit einem letalen Ausgang muss v.a. bei der akuten Miliartuberkulose bzw. bei der Sepsis tuberculosa gravissima gerechnet werden. Ansonsten kann sich die Tuberkulose jederzeit zurückbilden, bzw. die Erreger können abgekapselt werden. Die bis dahin entstanden Parenchymschäden sind allerdings nicht mehr reversibel.

Zu Antwort 329
Die Lösung **A** ist richtig.
Die Verläufe der in § 6 des IFSG genannten Infektionskrankheiten (insgesamt 16) sollte der Prüfling wissen (immerhin besteht Meldepflicht), zusätzlich müssen natürlich auch die bekannten Kinderkrankheiten gewusst werden.
Zu 1: Bei Scharlach besteht gemäß IFSG §§ 34 und 24 Behandlungsverbot

Zu Antwort 330
Die Lösung **B** ist richtig.
Zu 4: Trichomonaden (Behandlungsverbot bei sexuell übertragbaren Krankheiten gemäß IFSG §24)
Zu 5: Trichinose; Behandlungsverbot gemäß IFSG §§ 7 und 24

Kapitel 14   Differenzialdiagnose

Zu Antwort 398
Zu 2: Scharlach: Behandlungsverbot gemäß IFSG §§ 34 und 24
Zu 3: Diphtherie: Meldepflicht gemäß IFSG §§ 6 und 24

Antwort 403
Zu A: Tetanus: keine Meldepflicht und kein Behandlungsverbot

Zu B: Gasbrand: keine Meldepflicht und kein Behandlungsverbot

Zu C: Salmonellenteritis: Meldepflicht gemäß IFSG wenn

a) eine Person betroffen ist, die eine Tätigkeit im Sinne des § 42 Abs. 1 ausübt,

b) zwei oder mehr gleichartige Erkrankungen auftreten, bei denen ein epidemischer Zusammenhang wahrscheinlich ist oder vermutet wird.

Zu E: Typhus: Meldepflicht und Behandlungsverbot gemäß IFSG §§ 6 und 24

Kapitel 15 Gesetze

Zu Frage 409

In dieser Frage muss statt BSG IFSG stehen.

409. Ein Ausscheider ist nach dem IFSG eine Person, die Krankheitserreger...

1. ...ausscheidet, ohne dabei krank zu sein
2. ...ausscheidet, ohne dabei krankheitsverdächtig zu sein
3. ...während der Krankheit ausscheidet
4. ...während der Inkubationszeit ausscheidet

☐ A) Nur die Aussagen 1, 2 und 3 sind richtig

☐ B) Nur die Aussagen 1 und 2 sind richtig

☐ C) Nur die Aussagen 1, 2 und 4 sind richtig

☐ D) Nur die Aussage 2 ist richtig

☐ E) Alle Aussagen sind richtig

Die Lösung **B** ist richtig.

Ausscheider ist eine Person, die Krankheitserreger ausscheidet und dadurch eine Ansteckungsquelle für die Allgemeinheit sein kann, ohne krank oder krankheitsverdächtig zu sein.

Folgende Paragraphen im IFSG müssen für die Prüfung gewusst werden: § 1 Zweck des Gesetzes, 2 § Begriffsbestimmung, § 6 Meldepflichtige Krankheiten, § 7 Meldepflichtige Nachweise von Krankheitserregern (die Krankheitsbilder der in diesem Paragraph genannten Erreger), § 8 Zur Meldung verpflichtete Personen, § 24 Behandlung übertragbarer Krankheiten, § 34 (die in diesem Paragraph zusätzlich genannten Erkrankungen). Natürlich sollte jeder HP-Anwärter das IFSG mindestens einmal vollständig gelesen haben!

Zu Antwort 411

Geändert hat sich Folgendes:

Die im IFSG genannten Krankheiten dürfen nicht behandelt werden, einschließlich der sexuell übertragbaren Krankheiten.

Geschlechtsorgane dürfen im Rahmen einer Befunderhebung untersucht werden.

Das Thema „Impfungen vornehmen" ist nach wie vor unklar. Zwar wird im § 22 IFSG „der impfende Arzt" erwähnt, jedoch wird im Infektionsschutzgesetz die Impfung durch Heilpraktiker nicht ausdrücklich verboten. In Mc-Fragen würde ich eher davon ausgehen, dass die Antwort „Heilpraktiker dürfen nicht impfen" erwartet wird. Viele Amtsärzte sind nach wie vor der Meinung, dass Heilpraktiker aufgrund der Sorgfaltspflicht nicht impfen dürfen. Bei der mündlichen Überprüfung weiß meist die Heilpraktikerschule, was der Amtsarzt hören will.

Antwort 412

Erwähnt werden muss die Meldepflicht gemäß IFSG §§ 6 und 8.

Zu Frage 414

Diese Frage musste **neu** konzipiert werden, da die Thematik leicht geändert ist.

414. Das IFSG unterscheidet folgende Personen:

1. Personen, die krank sind
2. Personen, die krankheitsverdächtig sind
3. Personen, die Ausscheider sind
4. Personen die ausscheidungsverdächtig sind
5. Personen, die ansteckungsverdächtig sind

☐ A) Nur die Aussage 1 ist richtig
☐ B) Nur die Aussagen 1 und 2 sind richtig
☐ C) Nur die Aussagen 1, 2, 3 und 5 sind richtig
☐ D) Nur die Aussagen 1 und 5 sind richtig
☐ E) Alle Aussagen sind richtig

Antwort 414

Die Lösung **C** ist richtig.

IFSG § 2 Begriffsbestimmungen.

Zu 1: Krank ist eine Person, die an einer übertragbaren Krankheit erkrankt ist.

Zu 2: Krankheitsverdächtig ist eine Person, bei der Erscheinungen bestehen, welche das Vorliegen einer bestimmten übertragbaren Krankheit vermuten lassen.

Zu 3: Ausscheider ist eine Person, die Krankheitserreger ausscheidet, ohne krank oder krankheitsverdächtig zu sein.

Zu 4: Ausscheidungsverdächtig wird im IFSG (§ 2 Begriffsbestimmungen) nicht mehr erwähnt.

Zu 5: Ansteckungsverdächtig ist eine Person, von der anzunehmen ist, dass sie Erreger einer übertragbaren Krankheit (Krankheitserreger) aufgenommen hat, ohne krank, krankheitsverdächtig oder Ausscheider zu sein.

Zu Frage 414

Diese Frage musste **neu** konzipiert werden, da sich die Thematik „Geschlechtsorgane" geändert hat.

417. Welche Aussage ist richtig? Der HP darf...

1. keine Erreger von Infektionskrankheiten züchten.
2. nach eingehender fachlicher Ausbildung eine röntgenologische Einrichtung betreiben.
3. keine Vorträge an einer Volkshochschule halten.
4. Blutuntersuchungen bei strafbaren Handlungen durchführen.
5. Geschlechtsorgane untersuchen, um Infektionskrankheiten auszuschließen.

☐ A) Nur die Aussagen 1, 2 und 3 sind richtig
☐ B) Nur die Aussagen 2, 3 und 4 sind richtig
☐ C) Nur die Aussage 3 ist richtig
☐ D) Nur die Aussagen 1 und 5 sind richtig
☐ E) Nur die Aussage 5 ist richtig

Antwort 417

Die Lösung **D** ist richtig.

Zu 1: Der HP darf keine Erreger von Infektionskrankheiten züchten. Die Aussage ist richtig.

Zu 2: Der HP darf keine röntgenologische Einrichtung betreiben. Die Aussage in der Frage ist falsch.

Zu 3: Natürlich darf der HP Vorträge an einer Volkshochschule halten. Die Aussage in der Frage ist falsch.

Zu 4: Der HP darf Blutuntersuchungen bei strafbaren Handlungen nicht durchführen. Die Aussage in der Frage ist falsch.

Zu 5: Der HP darf Geschlechtsorgane untersuchen, um Infektionskrankheiten auszuschließen. Die Aussage ist richtig.

Zu Antwort 422
Die Lösung **A** ist richtig.

Zu Antwort 423
Zu 4: Die weibliche Brust und die primären Geschlechtsorgane dürfen untersucht werden.

Zu Antwort 424
Die Lösung **C** ist richtig.
Zu B: Definition von „krank" gemäß IFSG § 2
Zu D: Definition von „krankheitsverdächtig" gemäß IFSG § 2
Zu E: Ausscheidungsverdächtig wird im IFSG (§ 2 Begriffsbestimmungen) nicht mehr erwähnt.

Zu Antwort 425
§ 9 Abs. 3 des IFSG ist eindeutig, dort steht: „Die namentliche Meldung muss *unverzüglich*, spätestens innerhalb von 24 Stunden nach erlangter Kenntnis gegenüber dem für den Aufenthalt des Betroffenen zuständigen Gesundheitsamt erfolgen".

Zu Antwort 427
Alle Infektionskrankheiten, die im IFSG §§ 6 und 34 erwähnt werden, bzw. die durch die in § 7 genannten Krankheitserreger verursacht werden, dürfen vom Heilpraktiker nicht behandelt werden (§ 24). Ein Behandlungsverbot (für den Heilpraktiker auch Meldepflicht) besteht außerdem bei Erkrankungen, die auf eine schwerwiegende Gefahr für die Allgemeinheit hinweisen (IFSG § 6 Abs. 1 Nr. 5).
Zu 1: Hepatitis: Meldepflicht bei akuter Hepatitis gemäß IFSG § 6
Zu 2: Der Erreger der Mononukleose (Epstein-Barr-Virus, Humanes Herpes Virus Typ 4) wird nicht im IFSG § 7 erwähnt. Behandlungsverbot nur bei schwerwiegender Gefahr für die Allgemeinheit.
Zu 3: Influenza: Behandlungsverbot gemäß IFSG § 7 und 24
Zu 4: Der Erreger der Lyme-Borreliose (Borrelia burgdorferi) wird nicht im IFSG § 7 erwähnt. Behandlungsverbot nur bei schwerwiegender Gefahr für die Allgemeinheit.
Zu 5: Borkenflechte: Behandlungsverbot gemäß IFSG 34 und 24

Zu Frage 428
Diese Frage wird sicherlich so nicht mehr gestellt. Daher eine andere Frage über Scharlach:

428. Welche Aussage über Scharlach ist richtig.
1. Die Erreger sind Staphylokokken.
2. Das Exanthem (Ausschlag) bei Scharlach ist typischerweise großfleckig.

3. Für Scharlach gilt für Heilpraktiker Meldepflicht.
4. Scharlach ist eine Lokalinfektion des Rachenraums.
5. Der Heilpraktiker darf Scharlach behandeln

- ☐ A) Nur die Aussagen 1, 2, 3 und 4 sind richtig
- ☐ B) Nur die Aussagen 1, 2, 4 und 5 sind richtig
- ☐ C) Nur die Aussagen 2, 3, 4 sind richtig
- ☐ D) Nur die Aussagen 3 und 4 sind richtig
- ☐ E) Nur die Aussage 4 ist richtig

Antwort 428
Die Lösung **E** ist richtig.
Zu 1: Die Erreger sind nicht Staphylokokken, sondern betahämolysierende Streptokokken der Gruppe A (Streptococcus pyogenes).
Zu 2: Das Exanthem bei Scharlach ist typischerweise kleinfleckig. Fleckgröße bei den Kinderkrankheiten: Masern (großfleckig) > Röteln (mittelfleckig) > Scharlach (kleinfleckig)
Zu 3: Es besteht keine Meldepflicht. Für Masern besteht schon bei Verdacht Meldepflicht.
Zu 4: Scharlach ist eine Lokalinfektion des Rachenraums, wobei Toxine der Streptokokken für die Ausbildung des Scharlach-Hautausschlages verantwortlich sind.
Zu 5: Der Heilpraktiker darf Scharlach nicht behandeln, da Behandlungsverbot gemäß IFSG §§ 34 und 24.

Kapitel 16   Sonstiges

Zu Antwort 434
Die gute Nachricht: Seit Außerkrafttreten des Gesetzes zur Bekämpfung von Geschlechtskrankheiten am 01. 01. 01 darf der HP Geschlechtsorgane untersuchen und behandeln. Nur sexuell übertragbare Krankheiten dürfen vom HP nicht behandelt werden.
Die schlechte Nachricht: Jetzt darf auch die Anatomie, Physiologie und Pathologie der Geschlechtsorgane abgefragt werden.

Der Fehlerteufel hat zugeschlagen. Folgende Anworten sind falsch:
Zu Antwort Nr. 238
statt B ist **C** richtig

Zu Antwort Nr. 239
statt D ist **B** richtig (anzukreuzen ist was *nicht* stimmt)

Arpana Tjard Holler

Multiple-choice-
Weil-Fragen-Trainer
für die Heilpraktikerprüfung

Arpana Tjard Holler

Multiple-choice-Weil-Fragen-Trainer für die Heilpraktikerprüfung

Gewusst wie? – Prüfung bestanden

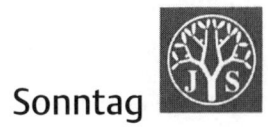

Sonntag

Die Deutsche Bibliothek – CIP-Einheitsaufnahme

Ein Titeldatensatz für diese Publikation ist bei
Der Deutschen Bibliothek erhältlich

Anschrift des Verfassers:
Arpana Tjard Holler
Heilpraxis
Sonnenstraße 28
74388 Talheim

Umschlagbild: Imagebank, Frankfurt

Wichtiger Hinweis
Medizin als Wissenschaft ist ständig im Fluß. Forschung und klinische Erfahrung erweitern unsere Erkenntnisse, insbesondere was Behandlung und medikamentöse Therapie anbelangt. Soweit in diesem Werk eine Dosierung oder eine Applikation erwähnt wird, darf der Leser zwar darauf vertrauen, dass Autoren, Herausgeber und Verlag große Sorgfalt darauf verwandt haben, dass diese Angabe **dem Wissensstand bei Fertigung des Werkes** entspricht. Dennoch ist jeder Benutzer aufgefordert, die Beipackzettel der verwendeten Präparate zu prüfen, um in eigener Verantwortung festzustellen, ob die dort gegebene Empfehlung für Dosierungen oder die Beachtung von Kontraindikationen gegenüber der Angabe in diesem Buch abweicht. Das gilt nur bei selten verwendeten oder neu auf den Markt gebrachten Präparaten, sondern auch bei denjenigen, die vom Bundesgesundheitsamt (BGA) oder Paul-Ehrlich-Institut (PEI) und ihrer Anwendbarkeit eingeschränkt worden sind.
Geschützte Warennamen (Warenzeichen) werden nicht besonders kenntlich gemacht. Aus dem Fehlen eines solchen Hinweises kann also nicht geschlossen werden, dass es sich um einen freien Warennamen handele.

ISBN 3-87758-208-7

© Johannes Sonntag Verlagsbuchhandlung, Stuttgart 2000

Printed in Germany 2000
Satz: primustype Robert Hurler GmbH, Notzingen. Grundschrift: 9,5/11 Gulliver
Druck: Gulde, Tübingen

Inhaltsverzeichnis

In neuerer Zeit werden in den schriftlichen Heilpraktikerprüfungen vermehrt sogenannte „Weil-Fragen" gestellt. Diese „Weil-Fragen" sind schematisch so aufgebaut: Es werden zwei vollständige Aussagen mit einem „weil" verknüpft. Der Prüfling hat jetzt die Aufgabe, die Richtigkeit der Aussagen plus deren Verknüpfung miteinander zu beurteilen.

Es ergeben sich daraus fünf Varianten, die der Prüfungskandidat ankreuzen kann:

❶ Beide Aussagen und deren Verknüpfung sind richtig.

Das heißt, beide Aussagesätze müssen zusammen einen Sinn ergeben, selbst wenn die Satzgestaltung ein wenig merkwürdig erscheint.

❷ Nur die beiden Aussagen für sich stimmen, aber die Verknüpfung ist falsch.

Diese Art von „Weil-Fragen" sind fast die schwierigsten, weil sie – zusammen gelesen – keinen Sinn ergeben und erheblich verwirren können.

So mancher Prüfling ist dadurch schon in den berüchtigten „Block" geraten. Daher ein wichtiger Tip:

> Beim Lösen der „Weil-Fragen" immer den zweiten Satz zuerst analysieren, ihn auf Richtigkeit beurteilen und erst dann die erste Aussage bearbeiten. Ist auch dieser Satz nach Ihrer Einschätzung stimmig, müssen Sie als drittes die Verknüpfung bewerten. Besonders Geübte können natürlich diese Reihenfolge verändern.

❸ Nur die erste Aussage ist richtig.

❹ Nur die zweite Aussage ist zutreffend.

❺ Beide Aussagen sind falsch.

Stellen Sie nun fest, dass einer der beiden Sätze und möglicherweise sogar beide falsch sind, können Sie getrost die Verknüpfung vergessen – auch diese ist dann logischerweise unrichtig.

Die Heilpraktikerprüfung in der Bundesrepublik wird zentralisiert, daran zweifelt wohl niemand mehr. Der Trend geht dahin, dass alle Gesundheitsämter zur gleichen Zeit die gleiche Prüfung abfragen werden. Dies wird bereits innerhalb einiger Bundesländer und insbesondere bereits übergreifend in den südlichen Bundesländern so gehandhabt.

Die nördlichen Bundesländer werden mit einer absehbaren Verzögerung folgen.

In der zentralen Überprüfung werden, neben den Multiple-choice-Fragen etwa 20%, das sind bei 60 Fragen immerhin zwölf, als „Weil-Fragen" gestellt. Dies bedingt eine Umstellung der Vorbereitung auf die schriftliche Prüfung.

Dieser Fragentrainer soll Sie hierzu fit machen. Mit seiner Hilfe werden Sie sehen, wie schnell man auch diese Art von Prüfungsfragen beherrschen kann.

Arpana T. Holler   Talheim, im Frühjahr 2000

Katalog der Fragen und Antworten

1. **AIDS-Patienten leiden unter opportunistischen Infektionen**
   weil
   das HIV die T-Helferzellen befällt.
   - ☐ A) Die Aussage 1 ist richtig, die Aussage 2 ist richtig, die Verknüpfung ist richtig
   - ☐ B) Die Aussage 1 ist richtig, die Aussage 2 ist richtig, die Verknüpfung ist falsch
   - ☐ C) Die Aussage 1 ist richtig, die Aussage 2 ist falsch
   - ☐ D) Die Aussage 1 ist falsch, die Aussage 2 ist richtig
   - ☐ E) Die Aussage 1 ist falsch, die Aussage 2 ist falsch

2. **Das Kaposisarkom kommt häufig beim erworbenen Immundefektsyndrom vor**
   weil
   das Kaposisarkom durch Bakterien induziert ist.
   - ☐ A) Die Aussage 1 ist richtig, die Aussage 2 ist richtig, die Verknüpfung ist richtig
   - ☐ B) Die Aussage 1 ist richtig, die Aussage 2 ist richtig, die Verknüpfung ist falsch
   - ☐ C) Die Aussage 1 ist richtig, die Aussage 2 ist falsch
   - ☐ D) Die Aussage 1 ist falsch, die Aussage 2 ist richtig
   - ☐ E) Die Aussage 1 ist falsch, die Aussage 2 ist falsch

3. **Der HP darf einen an Botulismus erkrankten Patienten nicht behandeln**
   weil
   Personen, die an einer Infektion, die im Bundesseuchengesetz namentlich genannt wird, erkranken oder dessen krankheitsverdächtig sind, im Rahmen der berufsmäßigen Ausübung der Heilkunde nur von Ärzten behandelt werden dürfen.
   - ☐ A) Die Aussage 1 ist richtig, die Aussage 2 ist richtig, die Verknüpfung ist richtig
   - ☐ B) Die Aussage 1 ist richtig, die Aussage 2 ist richtig, die Verknüpfung ist falsch
   - ☐ C) Die Aussage 1 ist richtig, die Aussage 2 ist falsch
   - ☐ D) Die Aussage 1 ist falsch, die Aussage 2 ist richtig
   - ☐ E) Die Aussage 1 ist falsch, die Aussage 2 ist falsch

Antwort 1

▦ Die Lösung **A** ist richtig.

Das HIV (engl.: **h**uman **i**mmunodeficiency **v**irus), ein Retrovirus, befällt im Wesentlichen die lymphozytären T-Helferzellen, Zellen des Monozyten-Makrophagen-Systems und des Nervensystems. Die Abwehrfähigkeit des Organismus verringert sich: es kommt vor allem zu opportunistischen Infektionen (= Infektionen mit Erregern, die zu der normalen Besiedelung des menschlichen Organismus gehören und nur bei bestimmter Voraussetzung, z. B. Abwehrschwäche, zu einer Erkrankung führen).

Antwort 2

▦ Die Lösung **C** ist richtig.

Das *Kaposisarkom* führt an der Haut zu bräunlich-lividen und knotenförmigen Veränderungen. Betroffen ist auch das Bindegewebe verschiedenster Organe. Das Kaposisarkom neigt zu Blutungen und Ulzerationen. Es ist schon lange vor dem Auftreten des Immundefektsyndroms bekannt gewesen (*Dr. Kaposi*, Dermatologe, gest. 1902). Warum das Kaposisarkom häufig während der Erkrankung AIDS auftritt, ist noch nicht genau geklärt. Aber man hat Fragmente von Herpes Viren (Typ 8) in den Kaposi-Sarkom-Zellen gefunden und vermutet deshalb eine Beteiligung von Viren bei der Entstehung des Kaposi-Sarkoms.

Antwort 3

▦ Die Lösung **A** ist richtig.

BSG § 30 Abs. 1: Die Behandlung von Personen, die an einer der in den §§ 3, 8 oder 45 genannten übertragbaren Krankheiten erkrankt oder dessen verdächtigt sind und die Behandlung von Ausscheidern ist im Rahmen der berufsmäßigen Ausübung der Heilkunde nur Ärzten, im Rahmen der berufsmäßigen Ausübung der Zahnheilkunde auch Zahnärzten gestattet.

In Absatz 2 des Paragraphen 30 wird erwähnt, dass der HP bis zur Übernahme der Behandlung durch einen Arzt Maßnahmen zur Linderung einleiten darf.

4. Beim Erysipel besteht für den HP kein Behandlungsverbot
weil
das Erysipel keine Infektionskrankheit ist.
- ☐ A) Die Aussage 1 ist richtig, die Aussage 2 ist richtig, die Verknüpfung ist richtig
- ☐ B) Die Aussage 1 ist richtig, die Aussage 2 ist richtig, die Verknüpfung ist falsch
- ☐ C) Die Aussage 1 ist richtig, die Aussage 2 ist falsch
- ☐ D) Die Aussage 1 ist falsch, die Aussage 2 ist richtig
- ☐ E) Die Aussage 1 ist falsch, die Aussage 2 ist falsch

5. Die Nasendiphtherie findet sich vor allem bei Kleinkindern
weil
Nasendiphtherie häufig mit blutigem Schnupfen einhergeht.
- ☐ A) Die Aussage 1 ist richtig, die Aussage 2 ist richtig, die Verknüpfung ist richtig
- ☐ B) Die Aussage 1 ist richtig, die Aussage 2 ist richtig, die Verknüpfung ist falsch
- ☐ C) Die Aussage 1 ist richtig, die Aussage 2 ist falsch
- ☐ D) Die Aussage 1 ist falsch, die Aussage 2 ist richtig
- ☐ E) Die Aussage 1 ist falsch, die Aussage 2 ist falsch

6. Bei der Cholera kommt es zu einem wasserartigen Durchfall mit Blutbeimengungen
weil
die Cholera-Vibrionen zu einem geschwürigen Zerfall der Dickdarmschleimhaut führen.
- ☐ A) Die Aussage 1 ist richtig, die Aussage 2 ist richtig, die Verknüpfung ist richtig
- ☐ B) Die Aussage 1 ist richtig, die Aussage 2 ist richtig, die Verknüpfung ist falsch
- ☐ C) Die Aussage 1 ist richtig, die Aussage 2 ist falsch
- ☐ D) Die Aussage 1 ist falsch, die Aussage 2 ist richtig
- ☐ E) Die Aussage 1 ist falsch, die Aussage 2 ist falsch

Antwort 4

▨▨▨ Die Lösung **C** ist richtig.

Beim *Erysipel* (Wundrose) besteht für den **HP kein Behandlungsverbot**, weil das Erysipel nicht im Bundesseuchengesetz erwähnt wird. Die Wundrose ist eine Infektionskrankheit. Sie ist eine akute Entzündung der Haut und des Unterhautgewebes, meist hervorgerufen durch betahämolysierende Streptokokken der Gruppen A. Die Erreger dringen über Hautverletzungen in den Körper ein. Ein häufiges Vorkommen besteht an Unterschenkeln und im Gesicht (Eintrittspforte Mundwinkelrhagaden). Meist besteht hohes Fieber und Schüttelfrost mit allg. Entzündungszeichen. Es kommt zu einer scharf begrenzten flammenförmigen Rötung mit Schwellung. Die Hauterscheinung ist schmerzhaft und überwärmt.

Antwort 5

▨▨▨ Die Lösung **B** ist richtig.

Beide Aussagen sind richtig, aber die Verknüpfung untereinander ist unsinnig.

Bei der *Diphtherie* werden unterschieden:

▷ Nasendiphtherie: relativ harmlos, v.a. bei Kleinkindern und Säuglingen, blutig-eitriger Schnupfen
▷ Rachendiphtherie: Tonsillardiphtherie, macht ungefähr die Hälfte aller Fälle aus
▷ Kehlkopfdiphtherie: Erstickungsgefahr, echter Krupp
▷ progrediente Diphtherie: übergreifend auf tiefere Atemwege
▷ toxische bzw. bösartige Diphtherie: toxinbedingte Symptome, Cäsarenhals, hohe Letalität

Antwort 6

▨▨▨ Die Lösung **E** ist richtig.

Bei der *Cholera* kommt es zu einem stark wässrigen Stuhl mit kleinen Schleimflocken durchsetzt (= reiswasserartig), jedoch nicht mit Blutbeimengungen! Cholera-Vibrionen bilden ein Toxin, welches durch Aktivierung der Adenylatzyklase die Dünndarmzellen zu vermehrter Wassersekretion anregt. Dadurch entsteht die Gefahr der Exsikkose.

Zu Aussage 2: Shigellen können zu einem geschwürigen Zerfall der Dickdarmschleimhaut führen.

7. Beim Herpes simplex besteht für den HP keine Melde-pflicht

weil

Herpes-simplex-Viren über Schmierinfektion übertragen werden.

- ☐ A) Die Aussage 1 ist richtig, die Aussage 2 ist richtig, die Verknüpfung ist richtig
- ☐ B) Die Aussage 1 ist richtig, die Aussage 2 ist richtig, die Verknüpfung ist falsch
- ☐ C) Die Aussage 1 ist richtig, die Aussage 2 ist falsch
- ☐ D) Die Aussage 1 ist falsch, die Aussage 2 ist richtig
- ☐ E) Die Aussage 1 ist falsch, die Aussage 2 ist falsch

8. Patienten mit einer Herzneurose weisen häufig eine chronische hypochondrische Befürchtung einer Herz-krankheit auf

weil

die Thoraxschmerzen eines Patienten mit einer Herz-neurose nicht belastungsabhängig sind.

- ☐ A) Die Aussage 1 ist richtig, die Aussage 2 ist richtig, die Verknüpfung ist richtig
- ☐ B) Die Aussage 1 ist richtig, die Aussage 2 ist richtig, die Verknüpfung ist falsch
- ☐ C) Die Aussage 1 ist richtig, die Aussage 2 ist falsch
- ☐ D) Die Aussage 1 ist falsch, die Aussage 2 ist richtig
- ☐ E) Die Aussage 1 ist falsch, die Aussage 2 ist falsch

9. Bei einem Bandscheibenprolaps tritt Gallertmaterial aus und führt zu einem Wurzelkompressionssyndrom

weil

bei einem Bandscheibenprolaps der Anulus fibrosus der Bandscheibe nicht intakt bleibt.

- ☐ A) Die Aussage 1 ist richtig, die Aussage 2 ist richtig, die Verknüpfung ist richtig
- ☐ B) Die Aussage 1 ist richtig, die Aussage 2 ist richtig, die Verknüpfung ist falsch
- ☐ C) Die Aussage 1 ist richtig, die Aussage 2 ist falsch
- ☐ D) Die Aussage 1 ist falsch, die Aussage 2 ist richtig
- ☐ E) Die Aussage 1 ist falsch, die Aussage 2 ist falsch

Antwort 7

■■■ Die Lösung **B** ist richtig.

Normalerweise besteht für die Erkrankungen, die der *Herpes-simplex-Virus* auslöst keine Meldepflicht. Es sei denn, er führt zu einer Virus-Meningoenzephalitis.

Der Herpes-simplex-Virus wird in zwei Untertypen mit unterschiedlichen Krankheitsbildern eingeteilt: Herpes simplex Typ 1 (Herpes labialis) und Herpes simplex Typ 2 (Herpes genitalis). Herpes-simplex-Viren werden durch Schmierinfektion und direkten Kontakt übertragen (Speichel, Geschlechtsverkehr, Infektion im Geburtskanal).

Ca. 90% der Menschen sind infiziert, jedoch meist inapparent. Einige dieser Menschen neigen zu rezidivierenden Herpesinfektionen (Herpetiker). Hervorgerufen wird die Infektion durch verschiedenste Reize: Fieber, Infekte, Stress, Menstruation, UV-Bestrahlung u. a.

Antwort 8

■■■ Die Lösung **B** ist richtig.

Die beiden Aussagen sind richtig, aber die Verknüpfung untereinander ist nicht stimmig.

Patienten mit funktionellen Herzbeschwerden (Dyskardie) sind häufig äußerst hypochondrisch (Hypochondrie = eingebildetes Kranksein). Die Herzbeschwerden eines Patienten mit einer *Herzneurose* sind nicht belastungsabhängig, weil die Ursache nicht organbezogen ist, sondern in einer vegetativen, funktionellen Störung zu Grunde liegt. Allerdings ist dieser Patient in der Lage sich einzubilden, zunehmende Herzbeschwerden bei zunehmender Belastung zu haben.

Antwort 9

■■■ Die Lösung **A** ist richtig.

Jede Bandscheibe besitzt einen zwiebelschalenähnlichen Faserring (= Anulus fibrosus), der sich um einen zentralen Gallertkern herum ausbreitet. Auf Grund des hohen Drucks, der auf den Gallertkern der Lendenwirbel lastet, ist es möglich, dass der Faserring stellenweise überdehnt und zerrissen wird. Es kommt zum Herausquetschen des Gallertmaterials durch die entstandenen Lücken des Faserringes und zum Einklemmen des entsprechenden Spinalnerves (=Wurzelkompressionssyndrom). Gallertmaterial kann auch in den Wirbelkanal geraten (medialer Bandscheibenvorfall) und direkt auf das Rückenmark drücken. Dies ist aber sehr selten, weil ein entsprechender Bandapparat das Rückenmark schützt.

10. **Ein positives Babinski-Zeichen spricht bei bestehender Symptomatik für einen Wurzelkompressionssyndrom**
weil
das Babinski-Zeichen auftritt, wenn das erste motorische Neuron der Pyramidenbahn geschädigt ist.

- [ ] A) Die Aussage 1 ist richtig, die Aussage 2 ist richtig, die Verknüpfung ist richtig
- [ ] B) Die Aussage 1 ist richtig, die Aussage 2 ist richtig, die Verknüpfung ist falsch
- [ ] C) Die Aussage 1 ist richtig, die Aussage 2 ist falsch
- [ ] D) Die Aussage 1 ist falsch, die Aussage 2 ist richtig
- [ ] E) Die Aussage 1 ist falsch, die Aussage 2 ist falsch

11. **Die Diphtherie-Impfung ist eine Standardimpfung für Kinder und Erwachsene**
weil
die Diphtherie-Impfung eine öffentlich empfohlene Schutzimpfung ist.

- [ ] A) Die Aussage 1 ist richtig, die Aussage 2 ist richtig, die Verknüpfung ist richtig
- [ ] B) Die Aussage 1 ist richtig, die Aussage 2 ist richtig, die Verknüpfung ist falsch
- [ ] C) Die Aussage 1 ist richtig, die Aussage 2 ist falsch
- [ ] D) Die Aussage 1 ist falsch, die Aussage 2 ist richtig
- [ ] E) Die Aussage 1 ist falsch, die Aussage 2 ist falsch

12. **Die Cholera-Impfung ist eine freiwillige Reiseimpfung**
weil
die Cholera-Impfung von der WHO nicht mehr empfohlen wird.

- [ ] A) Die Aussage 1 ist richtig, die Aussage 2 ist richtig, die Verknüpfung ist richtig
- [ ] B) Die Aussage 1 ist richtig, die Aussage 2 ist richtig, die Verknüpfung ist falsch
- [ ] C) Die Aussage 1 ist richtig, die Aussage 2 ist falsch
- [ ] D) Die Aussage 1 ist falsch, die Aussage 2 ist richtig
- [ ] E) Die Aussage 1 ist falsch, die Aussage 2 ist falsch

Antwort 10

▨ Die Lösung **D** ist richtig.

Ein positives Babinski-Zeichen spricht bei bestehender Symptomatik gegen ein Wurzelkompressionssyndrom und eher für eine Kompression des Rückenmarks.

Das Babinski-Zeichen gehört zu den *Pyramidenbahnzeichen* und ist dann positiv, wenn das erste motorische Neuron der Pyramidenbahn geschädigt ist. Physiologisch ist das Babinski-Zeichen nur bei Säuglingen zu finden. Auslösung: Bei Bestreichen des lateralen Fußrandes kommt es zur Dorsalflexion der Großzehe bzw. zur Plantarflexion und Spreizung der 2.–5. Zehe.

Antwort 11

▨ Die Lösung **A** ist richtig.

Folgende Schutzimpfungen für Kinder und Jugendliche sind öffentlich empfohlen, nach § 14 BSeuchG:
Diphtherie, Tetanus, Pertussis, Hepatitis B, Polio-Impfung, Masern-Mumps-Röteln-Impfung.
Standardimpfung für Erwachsene:
Diphtherie, Tetanus, Poliomyelitis, Masern, Mumps und Röteln.

Antwort 12

▨ Die Lösung **A** ist richtig.

Die Cholera ist eine *freiwillige* Reiseimpfung und sollte nur vorgenommen werden, wenn ein Impfzertifikat bei der Einreise oder Durchreise verlangt wird. Von der WHO ist diese Impfung heute nicht mehr empfohlen, weil es häufig zu erheblichen Nebenwirkungen kommt (Kopfschmerzen, Fieber, Anschwellung der Impfstelle, Schädigung innerer Organe u. a.). Die Impfung darf nicht beliebig wiederholt werden.

13. **Ein älterer Mann kommt zu Ihnen in die Praxis (älter als 65 Jahre) und möchte eine Beratung wegen einer Grippeimpfung. Sie raten ihm nicht zu einer Impfung**
weil
der Mann bereits vor zwei Jahren eine Grippe mit nachgewiesenen Antikörpern durchgemacht hat und deshalb immun ist.

- ☐ A) Die Aussage 1 ist richtig, die Aussage 2 ist richtig, die Verknüpfung ist richtig
- ☐ B) Die Aussage 1 ist richtig, die Aussage 2 ist richtig, die Verknüpfung ist falsch
- ☐ C) Die Aussage 1 ist richtig, die Aussage 2 ist falsch
- ☐ D) Die Aussage 1 ist falsch, die Aussage 2 ist richtig
- ☐ E) Die Aussage 1 ist falsch, die Aussage 2 ist falsch

14. **Hohes Alter ist eine Kontraindikation für Fernreisen**
weil
bei älteren Menschen ein erhöhtes Risiko für Herzinfarkt und apoplektischen Insult besteht.

- ☐ A) Die Aussage 1 ist richtig, die Aussage 2 ist richtig, die Verknüpfung ist richtig
- ☐ B) Die Aussage 1 ist richtig, die Aussage 2 ist richtig, die Verknüpfung ist falsch
- ☐ C) Die Aussage 1 ist richtig, die Aussage 2 ist falsch
- ☐ D) Die Aussage 1 ist falsch, die Aussage 2 ist richtig
- ☐ E) Die Aussage 1 ist falsch, die Aussage 2 ist falsch

15. **Es wird empfohlen Säuglinge bei Flugreisen während des Sinkfluges nicht schlafen zu lassen, sondern etwas zu trinken zu geben oder Bonbons lutschen zu lassen**
weil
Säuglinge wegen häufig vergrößerter Rachen- und Gaumenmandel anfälliger für mangelnden Druckausgleich sind.

- ☐ A) Die Aussage 1 ist richtig, die Aussage 2 ist richtig, die Verknüpfung ist richtig
- ☐ B) Die Aussage 1 ist richtig, die Aussage 2 ist richtig, die Verknüpfung ist falsch
- ☐ C) Die Aussage 1 ist richtig, die Aussage 2 ist falsch
- ☐ D) Die Aussage 1 ist falsch, die Aussage 2 ist richtig
- ☐ E) Die Aussage 1 ist falsch, die Aussage 2 ist falsch

Antwort 13

▬ Die Lösung **E** ist richtig

Eine *Influenza-Impfung* wird Personen empfohlen, die älter als 60 Jahre sind oder an chronischen Herz- und/oder Lungenerkrankungen leiden. Man rechnet bei diesen Patienten mit schweren und komplizierten Krankheitsverläufen. Die Impfung sollte vor dem Höhepunkt der Influenza-Welle, also im Herbst vorgenommen werden. Der Impfschutz ist unvollständig und hält ca. 6–8 Wochen an. Da die Erreger in der Lage sind ihre Antigenstruktur zu ändern, muss der Impfstoff in seiner Zusammensetzung immer wieder angepasst werden.

Antwort 14

▬ Die Lösung **D** ist richtig.

Hohes Alter stellt keineswegs eine Kontraindikation für Fernreisen dar, es sei denn, es bestehen chronische Erkrankungen. Allerdings weiß man, dass ältere Menschen mehr Probleme haben mit der Zeitverschiebung fertig zu werden (Umstellungsphase = Jetlag).

Zu Aussage 2: Ältere Menschen haben, statistisch nachgewiesen, ein erhöhtes Risiko einen Herzinfarkt oder einen Gehirnschlag zu erleiden.

Antwort 15

▬ Die Lösung **A** ist richtig.

Beide Aussagen und deren Verknüpfung sind richtig.

Zu Aussage 2: Säuglinge und Kleinkinder haben häufig vergrößerte Rachen- und Gaumenmandeln, welches auf eine frühe und starke Immunbereitschaft hinweist. Die vergrößerten Mandeln können v.a. im Flugzeug einen Druckausgleich behindern.

16. **Ein junger Mann klagt nach einer Grippe über starken Durst und vermehrten Harndrang. Ihre Verdachtsdiagnose ist „Diabetes mellitus"**

weil

das Manifestationsalter beim Diabetes mellitus Typ- II häufig in den jugendlichen Jahren besteht.

☐ A) Die Aussage 1 ist richtig, die Aussage 2 ist richtig, die Verknüpfung ist richtig

☐ B) Die Aussage 1 ist richtig, die Aussage 2 ist richtig, die Verknüpfung ist falsch

☐ C) Die Aussage 1 ist richtig, die Aussage 2 ist falsch

☐ D) Die Aussage 1 ist falsch, die Aussage 2 ist richtig

☐ E) Die Aussage 1 ist falsch, die Aussage 2 ist falsch

17. **Körperliches Training ist bei Diabetes-Patienten kontraindiziert**

weil

Diabetes-Patienten das „Barfußlaufen" vermeiden sollten.

☐ A) Die Aussage 1 ist richtig, die Aussage 2 ist richtig, die Verknüpfung ist richtig

☐ B) Die Aussage 1 ist richtig, die Aussage 2 ist richtig, die Verknüpfung ist falsch

☐ C) Die Aussage 1 ist richtig, die Aussage 2 ist falsch

☐ D) Die Aussage 1 ist falsch, die Aussage 2 ist richtig

☐ E) Die Aussage 1 ist falsch, die Aussage 2 ist falsch

Antwort 16

▬ Die Lösung **C** ist richtig.

Das *Manifestationsalter* von Typ-I-Diabetiker besteht häufig als Jugendlicher oder junger Erwachsener (juveniler Diabetes). Der Körperbau ist meist dünn und schlank. Der Typ-II-Diabetiker gehört zum Altersdiabetes, 90% dieser Menschen sind adipös. Die Ursache ist beim Typ I ein genetischer bedingter Insulinmangel durch Ausfall der B-Zellen in den Langerhans-Inseln (absoluter Insulinmangel). Der Typ II besitzt eine Insulin-Fehlverwertung, die Rezeptoren der Zielzellen sprechen nicht mehr an (relativer Insulinmangel). Diese Diabetes Form ist wesentlich häufiger als der juvenile Diabetes.

Die Symptomatik, „vermehrter Harndrang mit verstärktem Durst", lässt zuerst immer an Diabetes denken! Häufig manifestiert sich der Diabetes als Koma Diabeticum mit extrem hohen Zuckerwerten. Diese Erkrankung lässt sich schnell mit einem Harnteststreifen ausschließen.

Beim Diabetes-Typ-I wird die Erkrankung häufig durch Virusinfektionen, Stress oder ein traumatisches Erlebnis ausgelöst.

Antwort 17

▬ Die Lösung **D** ist richtig.

Die Diabetestherapie richtet sich wesentlich nach dem Typ. Der **Typ I** benötigt Insulinsubstitution, während beim **Typ II** in erster Linie diätische Maßnahmen und evtl. orale Antidiabetika (Sulfonylharnstoffe) benötigt werden. Bewegung, bzw. körperliches Training ist enorm wichtig.

▶ Dabei gilt: je höher die körperliche Anstrengung, desto stärker sinkt der Blutzucker.

Komplikationen bei Diabetikerpatienten sind **Makro-** und **Mikroangiopathien**. Unter anderem kommt es zu einer peripheren Polyneuropathie mit sensomotorischen Störungen. Typisch ist das diabetische Fußsyndrom, bei dem unbemerkte Druckstellen oder kleine Verletzungen unbehandelt durch Infektion und Durchblutungsstörungen schnell zu einem diabetischen Gangrän führen können.

> Besondere Bedeutung bei der Pflege kommt daher der Fußpflege zu: Fußsohlen täglich mit einem Spiegel inspizieren, Schuhe kontrollieren, kein Barfußlaufen, keine Wärmflasche oder Heizkissen an den Füßen.

18. **Ein Diabetes-Patient vom Typ II muss nicht mit einem Koma Diabeticum rechnen**

    weil

    ein Diabetes-Patient vom Typ II normalerweise nicht insulinabhängig ist.

    ☐ A) Die Aussage 1 ist richtig, die Aussage 2 ist richtig, die Verknüpfung ist richtig

    ☐ B) Die Aussage 1 ist richtig, die Aussage 2 ist richtig, die Verknüpfung ist falsch

    ☐ C) Die Aussage 1 ist richtig, die Aussage 2 ist falsch

    ☐ D) Die Aussage 1 ist falsch, die Aussage 2 ist richtig

    ☐ E) Die Aussage 1 ist falsch, die Aussage 2 ist falsch

19. **Eine Hyperurikämie geht immer mit einem Gichtanfall einher**

    weil

    ein Harnsäurespiegel ab 9 mg/dl in den meisten der Fälle zu einer akuten Arthritis urica führt.

    ☐ A) Die Aussage 1 ist richtig, die Aussage 2 ist richtig, die Verknüpfung ist richtig

    ☐ B) Die Aussage 1 ist richtig, die Aussage 2 ist richtig, die Verknüpfung ist falsch

    ☐ C) Die Aussage 1 ist richtig, die Aussage 2 ist falsch

    ☐ D) Die Aussage 1 ist falsch, die Aussage 2 ist richtig

    ☐ E) Die Aussage 1 ist falsch, die Aussage 2 ist falsch

20. **Die Behandlung der Hyperurikämie erfolgt über eine purinfreie Kost**

    weil

    vor allem der Genuss von Getreidesorten das Risiko eines akuten Gichtanfalls steigert.

    ☐ A) Die Aussage 1 ist richtig, die Aussage 2 ist richtig, die Verknüpfung ist richtig

    ☐ B) Die Aussage 1 ist richtig, die Aussage 2 ist richtig, die Verknüpfung ist falsch

    ☐ C) Die Aussage 1 ist richtig, die Aussage 2 ist falsch

    ☐ D) Die Aussage 1 ist falsch, die Aussage 2 ist richtig

    ☐ E) Die Aussage 1 ist falsch, die Aussage 2 ist falsch

Antwort 18

▬ Die Lösung **D** ist richtig.

Typ I: absoluter Insulinmangel (Insulin abhängig), juveniler Diabetes, selten, Beginn akut bis subakut, schlanker Körperbau, genetisch Funktionsausfall der B-Zellen.

Typ II: relativer Insulinmangel (nicht insulinabhängig), Altersdiabetes, häufig, Beginn schleichend, adipös, Insulin-Fehlverwertung.

Beide Diabetes Formen können als Komplikation in ein **Koma** übergehen: Typisch für Typ-I-Diabetes ist das *ketoazidotische Koma*, typisch für Typ II das *hyperosmolare Koma*.

Antwort 19

▬ Die Lösung **D** ist richtig.

Bei der Erkrankung Gicht muss zwischen *Hyperurikämie* und *Arthritis urica* unterschieden werden. Eine Hyperurikämie besteht dann, wenn die Serumharnsäure **über 6,4 mg/dl** liegt. Viele Menschen mit einer Hyperurikämie zeigen keine Gelenkbeschwerden, jedoch steigt das Risiko eines Gichtanfalls mit zunehmender Höhe der Hyperurikämie. Bei Harnsäurewerten über **9 mg/dl** kommt es in 90% der Fälle zu einer akuten Arthritis urica.

▶ Gicht zeigt ein gehäuftes Vorkommen mit den Erkrankungen des metabolischen Syndroms (= sog. Wohlstandskrankheiten): Adipositas, pathologische Glukosetoleranz, essenzielle Hypertonie und Hypercholesterinämie.

Antwort 20

▬ Die Lösung **C** ist richtig.

Therapie der Hyperurikämie:

▷ Normalisierung des Körpergewichtes (bringt in den meisten Fällen die Harnsäurewerte in den Normalbereich!)

▷ Purinarme Diät (Verzicht auf Innereien, fleischarme Kost, vorsichtiger Umgang mit Spargel, Blumenkohl, Spinat, Hülsenfrüchte, Pilze, scharfe Gewürze, Majonäsen und Remoulanden

▷ Verzicht auf Alkohol (führt zur Hemmung der Harnsäureausscheidung in der Niere)

▷ Viel trinken

> Vorsicht beim Fasten, durch steigenden Harnsäurespiegel kann ein Gichtanfall ausgelöst werden!

Zu Aussage 2: Bei Zöliakie bzw. Sprue muss der Genuss von Getreidesorten unbedingt gemieden werden (Allergie gegen das Klebereiweiß Gluten)

21. **Ein diabetischer Patient kann nicht unter Claudicatio intermittens leiden**

weil

die Kapillaren beim Diabetes nicht beschädigt werden.

- ☐ A) Die Aussage 1 ist richtig, die Aussage 2 ist richtig, die Verknüpfung ist richtig
- ☐ B) Die Aussage 1 ist richtig, die Aussage 2 ist richtig, die Verknüpfung ist falsch
- ☐ C) Die Aussage 1 ist richtig, die Aussage 2 ist falsch
- ☐ D) Die Aussage 1 ist falsch, die Aussage 2 ist richtig
- ☐ E) Die Aussage 1 ist falsch, die Aussage 2 ist falsch

22. **Eine thyreotoxische Krise führt zu einer extremen Bradykardie**

weil

eine thyreotoxische Krise mit einer Hypoglykämie einher geht.

- ☐ A) Die Aussage 1 ist richtig, die Aussage 2 ist richtig, die Verknüpfung ist richtig
- ☐ B) Die Aussage 1 ist richtig, die Aussage 2 ist richtig, die Verknüpfung ist falsch
- ☐ C) Die Aussage 1 ist richtig, die Aussage 2 ist falsch
- ☐ D) Die Aussage 1 ist falsch, die Aussage 2 ist richtig
- ☐ E) Die Aussage 1 ist falsch, die Aussage 2 ist falsch

23. **Bei einem Patienten im Koma Diabeticum erwarten Sie gesteigerte Reflexe**

weil

eine Hyperreflexie das charakteristische Zeichen eines manifesten Diabetes mellitus ist.

- ☐ A) Die Aussage 1 ist richtig, die Aussage 2 ist richtig, die Verknüpfung ist richtig
- ☐ B) Die Aussage 1 ist richtig, die Aussage 2 ist richtig, die Verknüpfung ist falsch
- ☐ C) Die Aussage 1 ist richtig, die Aussage 2 ist falsch
- ☐ D) Die Aussage 1 ist falsch, die Aussage 2 ist richtig
- ☐ E) Die Aussage 1 ist falsch, die Aussage 2 ist falsch

Antwort 21

▬▬ Die Lösung **E** ist richtig.

Spätschäden beim Diabetiker betreffen die großen und kleinen Gefäße (Makroangiopathie) und die Kapillaren (Mikroangiopathie). Beim ischämischen Fuß des diabetischen Fußsyndroms kommt es zu:

- Claudicatio intermittens
- Kühler Fuß
- Livide Haut
- Fehlende Fußpulse
- Normales Vibrationsempfinden
- Nekrose und Gangrän von den Zehen aus gehend

Zu Aussage 2: Die Kapillaren werden geschädigt, indem sich Glukosemoleküle zwischen der Endothelzelle und der Basalschicht anlagern. Es kommt zu einem verminderten Stoffaustausch.

Antwort 22

▬▬ Die Aussage **E** ist richtig.

Die *thyreotoxische Krise* (Koma) bei einem Patienten mit Schilddrüsenüberfunktion führt zu folgenden Symptomen:

- sehr hohes Fieber (bis 41 °C) mit Schweißausbrüchen
- Hautrötung
- Tachykardie, Arrhythmien, Vorhofflimmern,
- Durchfall und Erbrechen
- Muskelschwäche, Adynamie
- Angstzustände, Delirium

Zu Aussage 2: Bei der Hyperthyreose kann es durch gesteigerten Stoffwechsel mit Mobilisierung der Fett- und Glykogen-Depots zu einer Hyperglykämie kommen.

Antwort 23

▬▬ Die Lösung **E** ist richtig.

Symptomatik *Koma Diabeticum:*

- Polyurie, Polydipsie (Präkoma)
- Müdigkeit, Apathie (Präkoma)
- Appetitlosigkeit, Übelkeit, Erbrechen (Präkoma)
- Zeichen der Exsikkose mit Schockentwicklung
- Erlöschende Eigenreflexe
- Oligurie bis Anurie

Beim ketoazidotischen Koma:

- Kussmaul-Atmung

Zu Aussage 2: Das charakteristische Zeichen eines manifesten Diabetes mellitus ist die gesteigerte Harnflut mit extremem Durst!

24. Beim Morbus Parkinson entsteht die Symptomatik durch den Dopaminmangel

weil

Dopamin produzierende Neurone in der Substantia nigra (schwarzer Kern) eine hemmende Wirkung auf andere Neurone haben.

☐ A) Die Aussage 1 ist richtig, die Aussage 2 ist richtig, die Verknüpfung ist richtig

☐ B) Die Aussage 1 ist richtig, die Aussage 2 ist richtig, die Verknüpfung ist falsch

☐ C) Die Aussage 1 ist richtig, die Aussage 2 ist falsch

☐ D) Die Aussage 1 ist falsch, die Aussage 2 ist richtig

☐ E) Die Aussage 1 ist falsch, die Aussage 2 ist falsch

25. Bei einer Vitamin B_{12}-Mangel-Anämie kann eine Polyneuropathie entstehen

weil

alle Anämien mit einer Polyneuropathie einhergehen.

☐ A) Die Aussage 1 ist richtig, die Aussage 2 ist richtig, die Verknüpfung ist richtig

☐ B) Die Aussage 1 ist richtig, die Aussage 2 ist richtig, die Verknüpfung ist falsch

☐ C) Die Aussage 1 ist richtig, die Aussage 2 ist falsch

☐ D) Die Aussage 1 ist falsch, die Aussage 2 ist richtig

☐ E) Die Aussage 1 ist falsch, die Aussage 2 ist falsch

Antwort 24

▬ Die Lösung **A** ist richtig.

Das klinische Bild des *Parkinson-Syndroms* entsteht durch Degeneration dopaminerger Neurone in der Substantia nigra. Die genaue Ursache ist nicht bekannt

Trias:

- Rigor
- Akinese
- Tremor

Die Dopamin produzierenden Zellen haben einen hemmenden Einfluss auf Neurone im Corpus striatum. Diese Neurone benutzen Azetylcholin als Transmitter. Durch den Ausfall des hemmenden Dopamins kommt es zu einem relativen Übergewicht des Azetylcholins mit entsprechender Symptomatik.

Antwort 25

▬ Die Lösung **C** ist richtig.

Charakteristische *Vitamin B_{12}-Mangel-Trias:*

- Anämiesymptome mit evtl. leichtem Ikterus (evtl. cafe au lait-Farbe)
- Gastrointestinale Symptome
- Neurologische Symptome (z. B. Parästhesien, spastische Lähmungen, Areflexie, Gangunsicherheit, Pyramidenbahnzeichen
▶ B_{12}-Mangel-Symptomatik ist auch ohne gleichzeitige Anämiesymptome möglich.

Weitere Ursachen einer Polyneuropathie:

Alkohol-Krankheit, Diabetes mellitus, Infektionskrankheiten (z. B. AIDS und Borreliose), toxisch bedingt (z. B. Medikamente, Blei), Urämie, Malabsorption, Kollagenosen, Ischämie, paraneoplastisches Syndrom.

26. **Bei einem Apoplex kommt es häufig zu einer kontrala-teralen Lähmung einer Extremität**

weil

die Pyramidenbahn im Mittelhirn kreuzt.

- ☐ A) Die Aussage 1 ist richtig, die Aussage 2 ist richtig, die Verknüpfung ist richtig
- ☐ B) Die Aussage 1 ist richtig, die Aussage 2 ist richtig, die Verknüpfung ist falsch
- ☐ C) Die Aussage 1 ist richtig, die Aussage 2 ist falsch
- ☐ D) Die Aussage 1 ist falsch, die Aussage 2 ist richtig
- ☐ E) Die Aussage 1 ist falsch, die Aussage 2 ist falsch

27. **Der Insulinmangel bei einem Typ-I-Diabetiker ist relativ**

weil

der Typ-I-Diabetiker einen Ausfall der B-Zellen der Lan-gerhans-Inseln aufweist.

- ☐ A) Die Aussage 1 ist richtig, die Aussage 2 ist richtig, die Verknüpfung ist richtig
- ☐ B) Die Aussage 1 ist richtig, die Aussage 2 ist richtig, die Verknüpfung ist falsch
- ☐ C) Die Aussage 1 ist richtig, die Aussage 2 ist falsch
- ☐ D) Die Aussage 1 ist falsch, die Aussage 2 ist richtig
- ☐ E) Die Aussage 1 ist falsch, die Aussage 2 ist falsch

28. **Beim posthepatischen Ikterus kommt es zu einem star-ken Juckreiz**

weil

ein posthepatischer Ikterus durch eine Gallenblasen-entzündung entsteht.

- ☐ A) Die Aussage 1 ist richtig, die Aussage 2 ist richtig, die Verknüpfung ist richtig
- ☐ B) Die Aussage 1 ist richtig, die Aussage 2 ist richtig, die Verknüpfung ist falsch
- ☐ C) Die Aussage 1 ist richtig, die Aussage 2 ist falsch
- ☐ D) Die Aussage 1 ist falsch, die Aussage 2 ist richtig
- ☐ E) Die Aussage 1 ist falsch, die Aussage 2 ist falsch

Antwort 26

▬ Die Lösung **C** ist richtig.

Beim *Hirninfarkt* bestimmt die Verschlusslokalisation die Symptomatik. Der Gefäßverschluss tritt meist nachts ein. Die Symptomatik kann sich sowohl langsam als auch plötzlich entwickeln. Häufig vorkommende Symptome:

- Bewusstseinsstörungen
- Neurologische Ausfallserscheinungen
- Sensomotorische kontralaterale Ausfälle (Hemiparesen)
- Pyramidenbahnzeichen und pathologische Eigenreflexe
- evtl. Blickwendung zur Seite des Infarktes

Zu Aussage 2: Die Pyramidenbahn kreuzt in der Medulla oblongata (verlängertes Rückenmark).

Antwort 27

▬ Die Lösung **D** ist richtig.

Typ-I-Diabetiker hat einen *absoluten Insulinmangel* und ist daher Insulin abhängig. Bei diesem juvenilen Diabetes kommt es zu einem Funktionsausfall der B-Zellen der Langerhans-Zellen. Beim Typ-II-Diabetiker spricht man von einem relativen Insulinmangel. Diesem Altersdiabetes liegt eine Insulin-Fehlverwertung zu Grunde, die Rezeptoren der Zielzellen sprechen nicht mehr genügend auf Insulin an.

Antwort 28

▬ Die Lösung **C** ist richtig.

Der posthepatische (cholestatische) Ikterus entsteht durch einen *Verschluss der Gallenwege*. Es kommt zu einer starken Erhöhung des direkten Bilirubins. Das indirekte Bilirubin, welches bei der Hämolyse entsteht, ist nicht erhöht. Nicht das vermehrte Bilirubin führt zu einem starkem Juckreiz, sondern die zurück gestauten Gallensäuren im Blut. Der Juckreiz fehlt bzw. ist nicht so intensiv beim hepatischen und praehepatischen Ikterus. Weitere Symptome beim cholestatischen Ikterus:

- Stuhl ist entfärbt
- Alkalische Phosphatase erhöht
- Brauner Urin

Zu Aussage 2: Eine akute Cholezystitis geht mit Koliken im rechten Oberbauch einher. Der Schmerz strahlt häufig in die rechte Schulter aus. Weitere Symptome: Übelkeit, Erbrechen, häufig Überempfindlichkeit im Bereich des 6. bis 9. Brustwirbels (= sog. *Mackenzie-Zeichen*). Eine chronische Cholezystitis ist meist symptomlos. Dumpfe Oberbauchschmerzen und/oder Verdauungsstörungen können bestehen. Im Endstadium kann es zu einer Schrumpf- oder „Porzellangallenblase" kommen.

29. Patienten mit Flüssigkeitsmangel können eine Obstipation aufweisen
weil
**Flüssigkeitsmangel zu einem lebensbedrohlichen
Zustand führen kann.**

- ☐ A) Die Aussage 1 ist richtig, die Aussage 2 ist richtig, die
Verknüpfung ist richtig
- ☐ B) Die Aussage 1 ist richtig, die Aussage 2 ist richtig, die
Verknüpfung ist falsch
- ☐ C) Die Aussage 1 ist richtig, die Aussage 2 ist falsch
- ☐ D) Die Aussage 1 ist falsch, die Aussage 2 ist richtig
- ☐ E) Die Aussage 1 ist falsch, die Aussage 2 ist falsch

30. Bei einer akuten Leukämie kommt es immer zu einer
generalisierten Lymphknotenvergrößerung
weil
**es bei der akuten Leukämie immer zu erhöhten Leuko-
zytenzahlen kommt.**

- ☐ A) Die Aussage 1 ist richtig, die Aussage 2 ist richtig, die
Verknüpfung ist richtig
- ☐ B) Die Aussage 1 ist richtig, die Aussage 2 ist richtig, die
Verknüpfung ist falsch
- ☐ C) Die Aussage 1 ist richtig, die Aussage 2 ist falsch
- ☐ D) Die Aussage 1 ist falsch, die Aussage 2 ist richtig
- ☐ E) Die Aussage 1 ist falsch, die Aussage 2 ist falsch

31. Erythrozyten besitzen keinen Zellkern
weil
70% der Blutzellen Erythrozyten sind.

- ☐ A) Die Aussage 1 ist richtig, die Aussage 2 ist richtig, die
Verknüpfung ist richtig
- ☐ B) Die Aussage 1 ist richtig, die Aussage 2 ist richtig, die
Verknüpfung ist falsch
- ☐ C) Die Aussage 1 ist richtig, die Aussage 2 ist falsch
- ☐ D) Die Aussage 1 ist falsch, die Aussage 2 ist richtig
- ☐ E) Die Aussage 1 ist falsch, die Aussage 2 ist falsch

Antwort 29

___ Die Lösung **B** ist richtig.

Beide Aussagen sind richtig, die Verknüpfung ergibt jedoch keinen Sinn.

Exsikkose-Zeichen *(Dehydratation)*:

● Starker Durst
● Trockene Haut und Schleimhäute, Hautfalten
● Fieber, Benommenheit, Verwirrung
● Oligurie, Anurie

Zu Aussage 1: Patienten mit Flüssigkeitsmangel können eine Obstipation aufweisen, weil Wasser aus allen Teilen des Körpers in die Gefäße abgezogen wird um den Kreislauf aufrechtzuerhalten.

Antwort 30

___ Die Lösung **E** ist richtig.

Bei der *Leukämie* werden drei Krankheitsbilder unterschieden:
1. Akute lymphatische (ALL) und akute myeloische Leukämie (AML); 2. Chronische myeloische Leukämie (CML); 3. Chronische lymphatische Leukämie (CLL)

▶ 80% der ALL sind Kinder und 80% der AML sind Erwachsene.

Klinik der *akuten* Leukämie:

● Allgemeinsymptome (Fieber, Nachtschweiß)
● Anfälligkeit für Infekte, Anämie, Blutungen
● Lymphknotenschwellungen (30%)

Die Leukozytenzahlen können normal, erhöht oder erniedrigt sein!

Antwort 31

___ Die Lösung **C** ist richtig.

Erythrozyten sind zusammen mit den Blutplättchen die einzigen Körperzellen, die keinen Zellkern mehr besitzen. Sie sind daher nicht in der Lage sich zu teilen oder neues Zelleiweiß zu produzieren. Erythrozyten bestehen zu 30–35 % aus dem roten Blutfarbstoff Hämoglobin und verbleiben ca. 120 Tage im Körper, bevor sie (vorwiegend in der Milz) wieder abgebaut werden.

Zu Aussage 2: Die Erythrozyten machen 99% der Blutzellen aus.

Erythrozyten	4,6–5,4 Mio/mm³
Thrombozyten	150000–300000/mm³
Leukozyten	4000–10000/mm³

32. Die Lymphflüssigkeit besitzt im Vergleich zum Blut mehr Eiweiße und weniger Fette

weil

in der Lymphflüssigkeit keine Blutzellen enthalten sind.

- ☐ A) Die Aussage 1 ist richtig, die Aussage 2 ist richtig, die Verknüpfung ist richtig
- ☐ B) Die Aussage 1 ist richtig, die Aussage 2 ist richtig, die Verknüpfung ist falsch
- ☐ C) Die Aussage 1 ist richtig, die Aussage 2 ist falsch
- ☐ D) Die Aussage 1 ist falsch, die Aussage 2 ist richtig
- ☐ E) Die Aussage 1 ist falsch, die Aussage 2 ist falsch

33. Bei einer Erhöhung der segmentkernigen Neutrophilen spricht man von einer Linksverschiebung

weil

die segmentkernigen Neutrophile eine unspezifische Abwehr aufweisen.

- ☐ A) Die Aussage 1 ist richtig, die Aussage 2 ist richtig, die Verknüpfung ist richtig
- ☐ B) Die Aussage 1 ist richtig, die Aussage 2 ist richtig, die Verknüpfung ist falsch
- ☐ C) Die Aussage 1 ist richtig, die Aussage 2 ist falsch
- ☐ D) Die Aussage 1 ist falsch, die Aussage 2 ist richtig
- ☐ E) Die Aussage 1 ist falsch, die Aussage 2 ist falsch

34. Bei einem Vitamin D-Mangel kann es zum rachitischen Rosenkranz kommen

weil

ein Vitamin D-Mangel zu Aufreibungen an der Knochen-Knorpelgrenze führt.

- ☐ A) Die Aussage 1 ist richtig, die Aussage 2 ist richtig, die Verknüpfung ist richtig
- ☐ B) Die Aussage 1 ist richtig, die Aussage 2 ist richtig, die Verknüpfung ist falsch
- ☐ C) Die Aussage 1 ist richtig, die Aussage 2 ist falsch
- ☐ D) Die Aussage 1 ist falsch, die Aussage 2 ist richtig
- ☐ E) Die Aussage 1 ist falsch, die Aussage 2 ist falsch

Antwort 32

▬ Die Lösung **E** ist richtig.

Die *Lymphe* entsteht durch Filtration des Blutplasmas aus dem Interstitium (Zwischenzellraum). Etwa 10% der interstitiellen Blutplasmamenge wird als Lymphe abgefiltert, das sind 2–4 Liter Lymphe innerhalb von 24 Stunden. Im Gegensatz zur Blutflüssigkeit besitzt die Lymphe weniger Eiweiß (20 g/l gegenüber 80 g/l im Blutplasma) und mehr Fett (vor allem nach einer fettreichen Mahlzeit). Von den Blutzellen sind nur die Leukozyten in der Lage, aktiv die Kapillaren zu verlassen (= Diapedese). Besonders die Lymphozyten sind in den Lymphgefäßen „zu Hause".

Antwort 33

▬ Die Lösung **D** ist richtig.

Bei den *Granulozyten* unterscheidet man neutrophile Granulozyten (ca. 67% aller Leukozyten), eosinophile (ca. 2%) und basophile Granulozyten (ca. 1%). Die „jugendlichen" *neutrophilen Granulozyten* sind unter dem Mikroskop als stabkernig zu erkennen. Treten diese im Blut vermehrt auf, spricht man von einer Linksverschiebung (unspezifisches Entzündungszeichen). „Normale" Granulozyten sind segmentkernig, übersegmentierte Granulozyten sind überaltert.

Zu Aussage 2:

Unspezifische zelluläre Abwehr = Granulozyten, Monozyten-Makrophagen-System (MMS)

Spezifische zelluläre Abwehr = T-Lymphozyten

Unspezifische humorale Abwehr = Komplementsystem

Spezifische humorale Abwehr = Plasmazellen, Immunglobuline

Antwort 34

▬ Die Lösung **A** ist richtig.

Vitamin D-Mangel durch mangelnde Zuführung oder durch fehlende UV-Bestrahlung kann zur Rachitis führen (vor allem im Kleinkindesalter). Es kommt zu Kalzium- und Phosphatstoffwechselstörungen mit Knochendeformierungen. Aufreibungen an der Knochen-Knorpelgrenze sind typisch. Klinik der schmerzhaften Skelettveränderungen:

- abnorme Weichheit des Schädelknochens
- rachitischer Rosenkranz (Schwellung der Rippen an der Knorpel-Knochen-Grenze)
- becherförmige Erweiterung der distalen Enden der Röhrenknochen (z. B. Perlschnurfinger, doppelter Fußknöchel)
- Beckendeformierung, pathologische Kyphose

35. **Bluthochdruck gehört zu den typischen Symptomen einer akuten Nierenbeckenentzündung**
weil
Adrenalin vorwiegend in der Leber gebildet wird.

- ☐ A) Die Aussage 1 ist richtig, die Aussage 2 ist richtig, die Verknüpfung ist richtig
- ☐ B) Die Aussage 1 ist richtig, die Aussage 2 ist richtig, die Verknüpfung ist falsch
- ☐ C) Die Aussage 1 ist richtig, die Aussage 2 ist falsch
- ☐ D) Die Aussage 1 ist falsch, die Aussage 2 ist richtig
- ☐ E) Die Aussage 1 ist falsch, die Aussage 2 ist falsch

36. **Beim Glaukom kommt es durch Netzhautablösung zur Erblindung**
weil
durch eine Verlegung des Tränenkanals der Augeninnendruck erhöht wird.

- ☐ A) Die Aussage 1 ist richtig, die Aussage 2 ist richtig, die Verknüpfung ist richtig
- ☐ B) Die Aussage 1 ist richtig, die Aussage 2 ist richtig, die Verknüpfung ist falsch
- ☐ C) Die Aussage 1 ist richtig, die Aussage 2 ist falsch
- ☐ D) Die Aussage 1 ist falsch, die Aussage 2 ist richtig
- ☐ E) Die Aussage 1 ist falsch, die Aussage 2 ist falsch

37. **Für eine Linksherzinsuffizienz ist der Befund „feuchte Rasselgeräusche" über beide Lungen im unteren Bereich typisch**
weil
es bei einer Linksherzinsuffizienz über die Pulmonalarterie zum Rückstau der Blutflüssigkeit in die Lunge kommt.

- ☐ A) Die Aussage 1 ist richtig, die Aussage 2 ist richtig, die Verknüpfung ist richtig
- ☐ B) Die Aussage 1 ist richtig, die Aussage 2 ist richtig, die Verknüpfung ist falsch
- ☐ C) Die Aussage 1 ist richtig, die Aussage 2 ist falsch
- ☐ D) Die Aussage 1 ist falsch, die Aussage 2 ist richtig
- ☐ E) Die Aussage 1 ist falsch, die Aussage 2 ist falsch

Antwort 35

▬▬ Die Lösung **E** ist richtig.

Typische Klinik der *akuten Pyelonephritis:*
- Plötzlich ansteigendes Fieber (evtl. Schüttelfrost)
- Klopfschmerz der Nierenlager, evtl. mit Rückenschmerzen
- Dysurie (Beschwerden beim Wasserlassen)
- ▶ Bei Fieber und klopfschmerzhaftem Nierenlager nach einer Zystitis immer an eine Pyelonephritis denken!

Zu Aussage 1: Bluthochdruck findet sich zu 50% bei der Glomerulonephritis.

Zu Aussage 2: Adrenalin wird im Nebennierenmark hergestellt und dort auch gespeichert.

Antwort 36

▬▬ Die Lösung **E** ist richtig

Das akute sowie auch das chronische *Glaukom* kann zu einer Erblindung auf Grund einer Druckatrophie führen. Die Ursache dafür ist eine Verlegung des Schlemmschen Kanals bzw. eine Abflussbehinderung des Kammerwassers.

▶ Der **normale Augeninnendruck** beträgt zwischen 14–20 mmHg.

Das chronische Glaukom ist am gefürchtetsten (mäßig erhöhte Werte zwischen 25 – 35 mmHg), weil die Schädigungen an der Netzhaut am Anfang häufig völlig unbemerkt verlaufen. Durch anhaltende Kopfschmerzen und größere Gesichtsfeldausfälle wird die Erkrankung meist erst realisiert (häufigste Erblindungsursache in den Industrieländern).

Zu Aussage 2: Über den Tränenkanal (Duktus nasolacrimalis) wird die Tränenflüssigkeit in die Nasenhöhle abgeleitet.

Antwort 37

▬▬ Die Lösung **C** ist richtig.

Bei der *Linksherzinsuffizienz* kommt es auf Grund der mangelnden Pumpleistung zu einem Blutrückstau über die Vena pulmonalis (einzige Vene im Körper, die sauerstoffreiches Blut führt) in die Lunge. Dort kann es zum Übertritt des Blutplasmas in die Alveolen kommen. Auskultatorisch können feuchte Rasselgeräusche (diskontinuierliche Nebengeräusche) festgestellt werden. Zyanose, Dyspnoe, Orthopnoe und schaumiger Auswurf sind klinisch zu erheben.

38. **Für das Lungenemphysem ist ein chronisches Rechts-herzversagen typisch**

weil

eine Rechtsherzinsuffizienz auch durch wiederkehrende Lungenembolien entstehen kann.

- ☐ A) Die Aussage 1 ist richtig, die Aussage 2 ist richtig, die Verknüpfung ist richtig
- ☐ B) Die Aussage 1 ist richtig, die Aussage 2 ist richtig, die Verknüpfung ist falsch
- ☐ C) Die Aussage 1 ist richtig, die Aussage 2 ist falsch
- ☐ D) Die Aussage 1 ist falsch, die Aussage 2 ist richtig
- ☐ E) Die Aussage 1 ist falsch, die Aussage 2 ist falsch

39. **Der erste Herzton entsteht durch den Schluss der Aorten-und Pulmonalklappen**

weil

der erste Herzton ein Anspannungston ist.

- ☐ A) Die Aussage 1 ist richtig, die Aussage 2 ist richtig, die Verknüpfung ist richtig
- ☐ B) Die Aussage 1 ist richtig, die Aussage 2 ist richtig, die Verknüpfung ist falsch
- ☐ C) Die Aussage 1 ist richtig, die Aussage 2 ist falsch
- ☐ D) Die Aussage 1 ist falsch, die Aussage 2 ist richtig
- ☐ E) Die Aussage 1 ist falsch, die Aussage 2 ist falsch

40. **Die Sterilisation in einem Hochdrucksterilisator kann bei niedrigerer Temperatur als im Heißluftsterilisator durchgeführt werden,**

weil

Wasserdampf eine größere Wärmeleitfähigkeit als Luft besitzt

- ☐ A) Die Aussage 1 ist richtig, die Aussage 2 ist richtig, die Verknüpfung ist richtig
- ☐ B) Die Aussage 1 ist richtig, die Aussage 2 ist richtig, die Verknüpfung ist falsch
- ☐ C) Die Aussage 1 ist richtig, die Aussage 2 ist falsch
- ☐ D) Die Aussage 1 ist falsch, die Aussage 2 ist richtig
- ☐ E) Die Aussage 1 ist falsch, die Aussage 2 ist falsch

Der neue Prüfungs-Leserservice aus dem Sonntag Verlag*

* Zu Infektions-Schutzgesetz hier Brosch. Holler, MC-Weil-Fragen-Trainer, Sonntag Verlag. **ISBN 3-87758-208-7**

II. Aufgrund der Gesetzesänderungen (Außer-Kraft-Treten des BSG und des Geset-
zes zur Bekämpfung von Geschlechtskrankheiten, In-Kraft-Treten des Infek-
tionsschutzgesetzes) ergeben sich im Buch „Weil-Fragen" folgende Veränderungen:

Zu Frage 3

Diese Frage musste **verändert** werden, da die Thematik „Bundesseuchengesetz" nicht
mehr aktuell ist.

3. Der HP darf einen an Botulismus erkrankten Patienten nicht behandeln
   weil
   **die Behandlung von Personen, die an einer der im Infektionsschutzgesetz genann-
   ten übertragbaren Krankheiten erkrankt oder dessen verdächtig sind, im Rahmen
   der berufsmäßigen Ausübung der Heilkunde nur Ärzten gestattet ist.**

☐ A) Die Aussage 1 ist richtig, die Aussage 2 ist richtig, die Verknüpfung ist richtig
☐ B) Die Aussage 1 ist richtig, die Aussage 2 ist richtig, die Verknüpfung ist falsch
☐ C) Die Aussage 1 ist richtig, die Aussage 2 ist falsch
☐ D) Die Aussage 1 ist falsch, die Aussage 2 ist richtig
☐ E) Die Aussage 1 ist falsch, die Aussage 2 ist falsch

Antwort 3:

Die Lösung A ist richtig.
IFSG § 24: Die Behandlung von Personen, die an einer der in § 6 oder § 34 genannten übertragbaren Krankheiten erkrankt oder dessen verdächtigt sind oder die mit einem Krankheitserreger nach § 7 infiziert sind, ist insoweit im Rahmen der berufsmäßigen Ausübung
der Heilkunde nur Ärzten gestattet. Satz 1 gilt entsprechend bei sexuell übertragbaren
Krankheiten.

Zu Antwort 4

Die Lösung E ist richtig.
Da die Wundrose (Erysipel) meist durch Streptococcus pyogenes (betahämolysierende
Streptokokken der Gruppen A) hervorgerufen wird besteht für den HP ein Behandlungs-
verbot (IFSG § 34).

Zu Antwort 7

Die Lösung B ist richtig.
Ein meldepflichtiger Nachweis von Krankheitserregern besteht nur für Ärzte (IFSG § 6),
nicht für Heilpraktiker, davon abgesehen sind Herpes-Viren in § 6 auch nicht erwähnt.

Zu Antwort 11

Die Lösung A ist richtig.
Folgende Schutzimpfungen für Säuglinge, Kinder und Jugendliche sind von der Ständigen
Impfkommission des Robert Koch-Instituts (STIKO) öffentlich empfohlen: Diphtherie,
Pertussis, Tetanus, Haemophilus influenzae Typ b, Hepatitis B, Poliomyelitis, Masern,
Mumps und Röteln.

Zu Antwort 50

Die Lösung D ist richtig.

Der HP darf natürlich eine digitale (mit dem Finger durchgeführte) Untersuchung des Rektal- und Analkanals vornehmen. Durch das Außer-Kraft-Treten des Gesetzes zur Bekämpfung der Geschlechtskrankheiten ist dem Heilpraktiker seit dem 01.01.01 auch erlaubt die Prostata zu untersuchen.

Zu Aussage 2: Bei der Untersuchung der Darmwand des Analkanals kann die Prostata ertastet werden.

Antwort 56

Die Lösung E ist richtig.

Das BSG ist seit 01.01.01 außer Kraft getreten. Die Empfehlungen zur Durchführung von Schutzimpfungen werden von der Ständigen Impfkommission des Robert Koch-Instituts (STIKO) gegeben (IFSG § 20) und jedes Jahr aktualisiert.

Zu Frage 63

Diese Frage musste **verändert** werden, da die Thematik „Bundesseuchengesetz" nicht mehr aktuell ist.

63. **HIV kann nicht während der Schwangerschaft von der Mutter auf das Kind übertragen werden**
    weil
    eine akute HIV-Infektion (mononukleoseähnliches Krankheitsbild) sich durch einen negativen HIV-Test ausschließen lässt.

☐ A) Die Aussage 1 ist richtig, die Aussage 2 ist richtig, die Verknüpfung ist richtig
☐ B) Die Aussage 1 ist richtig, die Aussage 2 ist richtig, die Verknüpfung ist falsch
☐ C) Die Aussage 1 ist richtig, die Aussage 2 ist falsch
☐ D) Die Aussage 1 ist falsch, die Aussage 2 ist richtig
☐ E) Die Aussage 1 ist falsch, die Aussage 2 ist falsch

Antwort 63

Die Lösung E ist richtig.

Zu Aussage 2: Der HIV-Test (Nachweis auf HIV-Antikörper) wird i.d.R. erst drei Monate nach der HIV-Infektion positiv.

Zu Frage 75

Diese Frage musste **verändert** werden, da die Thematik „Bundesseuchengesetz" nicht mehr aktuell ist.

75. **Für die Legionärskrankheit besteht für den Heilpraktiker Behandlungsverbot**
    weil
    die Legionärskrankheit hauptsächlich durch Aerosole übertragen wird.

☐ A) Die Aussage 1 ist richtig, die Aussage 2 ist richtig, die Verknüpfung ist richtig
☐ B) Die Aussage 1 ist richtig, die Aussage 2 ist richtig, die Verknüpfung ist falsch
☐ C) Die Aussage 1 ist richtig, die Aussage 2 ist falsch
☐ D) Die Aussage 1 ist falsch, die Aussage 2 ist richtig
☐ E) Die Aussage 1 ist falsch, die Aussage 2 ist falsch

Anwort 75

Die Lösung B ist richtig.

Der Erreger der Legionellose (Legionärskrankheit), die Legionellen werden in § 7 des IFSG erwähnt; somit besteht für den HP ein Behandlungsverbot.

Zu Antwort 116

Die Lösung B ist richtig.
Die Lyme-Borreliose wird durch den Biss einer Zecke übertragen (in 50% d. F. bleibt der Biss unbemerkt). Erreger ist Borrelia burgdorferi. Behandlungsverbot besteht nur für Borrelia recurrentis (Läuserückfallfieber).

Zu Frage 143

Diese Frage musste **verändert** werden, da die Thematik „Gesetz zur Bekämpfung der Geschlechtskrankheiten" nicht mehr aktuell ist.

143. **Die namentliche Meldung eines an HIV erkrankten Patienten an das Gesundheitsamt durch den Arzt ist nach dem Infektionsschutzgesetz nicht erforderlich**
weil
für den Arzt die namentliche Meldung von Infektionskrankheiten nur bei direktem Nachweis der Krankheitserreger zu melden ist.

- ☐ A) Die Aussage 1 ist richtig, die Aussage 2 ist richtig, die Verknüpfung ist richtig
- ☐ B) Die Aussage 1 ist richtig, die Aussage 2 ist richtig, die Verknüpfung ist falsch
- ☐ C) Die Aussage 1 ist richtig, die Aussage 2 ist falsch
- ☐ D) Die Aussage 1 ist falsch, die Aussage 2 ist richtig
- ☐ E) Die Aussage 1 ist falsch, die Aussage 2 ist falsch

Antwort 143

Die Lösung C ist richtig
Ob eine namentliche Meldung an die zuständige Behörde erforderlich ist, wird im IFSG geregelt. Die im § 6 aufgeführten Erkrankungen müssen schon bei Verdacht mit Namen gemeldet werden (Ausnahme Tuberkulose): Für diese Erkrankungen besitzt auch der Heilpraktiker die Pflicht zu melden. Die im § 7 Abs. 1 aufgeführten Erreger müssen vom Arzt bei Nachweis auf eine akute Infektion namentlich gemeldet werden, die in Abs. 3 aufgeführten nicht namentlich (u. a. auch das HIV).
Zu Aussage 2: Diese Aussage ist so nicht richtig. Von 47 in § 7 genannten Erregern müssen vom Arzt nur 8 gemeldet werden, wenn der direkte Nachweis erbracht ist: Adenoviren, Haemophilus influenzae, Influenzaviren, Listeria monocytogenes, Neisseria meningitidis, norwalkähnliches Virus, Salmonella typhi und paratyphi.

Antwort 38

▬ Die Lösung **B** ist richtig.

Beide Aussagen sind richtig, die Verknüpfung ergibt jedoch keinen Sinn.

Ursachen der Rechtsherzinsuffizienz:

▷ Stenose oder Insuffizienz der Trikuspidal- oder Pulmonalklappe
▷ Lungenerkrankungen (obstruktive Lungenerkrankungen, Lungenemphysem, Fibrosen)
▷ mediastinale Lymphknotenmetastasen
▷ rezidivierende Lungenembolien

> Das **rechte Herz** ist immer an einen relativen konstanten Druck (40–50 mm/Hg.) gewöhnt, während das **linke Herz** an schwankende Druckbelastungen angepasst ist.

Zu Aussage 1: Beim Lungenemphysem kommt es zum Untergang der Alveolarzwischenwände mit den darin befindlichen Lungenkapillaren. Folge ist eine verminderte Sauerstoffaufnahme mit entsprechender Dyspnoe und ein Blutrückstau über die Pulmonalarterien in das rechte Herz.

Antwort 39

▬ Die Lösung **D** ist richtig.

Den *ersten Herzton* hört man in der Anspannungsphase der Systole, er heißt daher auch Anspannungston. Der zweite Herzton entsteht durch den Schluss der Aorten- und Pulmonalklappen.

Die vier Phasen der mechanischen Herzaktion:

❶ Anspannungsphase (Systole, 60 ms)
❷ Auswurfphase (Systole, 200 ms)
❸ Erschlaffungsphase (Diastole, 40 ms)
❹ Füllungsphase (Diastole, variabel)

Antwort 40

▬ Die Lösung **A** ist richtig.

Beide Aussagen und die Verknüpfung sind richtig.

Wasserdampf besitzt eine größere Leitfähigkeit als Luft, deshalb kann ein *Dampfdrucksterilisator* mit niedrigeren Temperaturen operieren.

41. **Osteoporose tritt nur bei Frauen auf**

weil

der Eintritt der Menopause bei Frauen ein begünstigender Faktor für die Entstehung von Osteoporose ist.

- ☐ A) Die Aussage 1 ist richtig, die Aussage 2 ist richtig, die Verknüpfung ist richtig
- ☐ B) Die Aussage 1 ist richtig, die Aussage 2 ist richtig, die Verknüpfung ist falsch
- ☐ C) Die Aussage 1 ist richtig, die Aussage 2 ist falsch
- ☐ D) Die Aussage 1 ist falsch, die Aussage 2 ist richtig
- ☐ E) Die Aussage 1 ist falsch, die Aussage 2 ist falsch

42. **Beim rheumatischen Fieber treten in der Regel an den Gelenken schwere bleibende Schäden auf**

weil

die Gelenkbeschwerden beim rheumatischen Fieber unmittelbar durch betahämolysierende Streptokokken verursacht werden.

- ☐ A) Die Aussage 1 ist richtig, die Aussage 2 ist richtig, die Verknüpfung ist richtig
- ☐ B) Die Aussage 1 ist richtig, die Aussage 2 ist richtig, die Verknüpfung ist falsch
- ☐ C) Die Aussage 1 ist richtig, die Aussage 2 ist falsch
- ☐ D) Die Aussage 1 ist falsch, die Aussage 2 ist richtig
- ☐ E) Die Aussage 1 ist falsch, die Aussage 2 ist falsch

43. **Ein Patient mit Diabetes mellitus fällt bei Ihnen in der Praxis bewusstlos um.**
Sie spritzen dem Patienten Insulin

weil

das diabetische Koma ein lebensbedrohlicher Zustand ist.

- ☐ A) Die Aussage 1 ist richtig, die Aussage 2 ist richtig, die Verknüpfung ist richtig
- ☐ B) Die Aussage 1 ist richtig, die Aussage 2 ist richtig, die Verknüpfung ist falsch
- ☐ C) Die Aussage 1 ist richtig, die Aussage 2 ist falsch
- ☐ D) Die Aussage 1 ist falsch, die Aussage 2 ist richtig
- ☐ E) Die Aussage 1 ist falsch, die Aussage 2 ist falsch

Antwort 41

▦ Die Lösung **D** ist richtig.

Bei der primären Osteoporose (ca. 80%) werden zwei Typen unterschieden:

Typ I: Postmenopausale Osteoporose

Östrogenmangel, überwiegend Abbau der Spongiosa, meist Brustwirbelkörper betroffen, M:F = 1:7

Typ II: Altersosteoporose

Ab 70 Jahren, Kalziummangel, Abbau von Spongiosa und Kortikalis, Oberschenkelhalsfrakturen typisch, M:F = 1:2

Folgende *Risikofaktoren* sind bekannt:

Bewegungsmangel, Genussgifte (Alkohol, Nikotin, Koffein), positive Familienanamnese, Abneigung gegen Milch und Milchprodukte, sehr schlank (Untergewicht), früher Beginn der Wechseljahre (jünger als 45 J.) bzw. später Menstruationsbeginn (später als 15 J.), komplette Entfernung beider Eierstöcke, keine Kinder, Behandlung mit Kortison

Antwort 42

▦ Die Lösung **E** ist richtig.

Klinik des *rheumatischen Fiebers:*

- akute „wandernde" Polyarthritis mit Fieber und Entzündungszeichen an den Gelenken
- rheumatische Hauterscheinungen
- rheumatische Karditis in 50% der Fälle

▶ „Das rheumatische Fieber beleckt die Gelenke und beißt das Herz."

Ursache ist eine infektallergische Reaktion gegen Streptokokkenantigene nach einem Streptokokkeninfekt der oberen Atemwege als Zweiterkrankung. Betroffen sind meist Kinder und Jugendliche zwischen 5–15 Jahren. Heutzutage ist die Erkrankung seltener als früher.

Zu Aussage 1: In der Regel treten keine bleibenden Schäden an den Gelenken auf, es sei denn, es kommt zu rezidivierenden Schüben über einen längeren Zeitraum.

Antwort 43

▦ Die Lösung **D** ist richtig.

◀◀ Niemals einem bewusstlosen Diabetiker ohne Kenntnisse der aktuellen Blutzuckerwerte Insulin spritzen!

Klinik *Koma Diabeticum*: Langsame Entwicklung, ab ca. 400 mg/dl, Appetitlosigkeit, starker Durst, Exsikkose, Reflexe abgeschwächt, schwacher Muskeltonus, Puls kaum tastbar, Polyurie, evtl. Kussmaul-Atmung obstartiger Atemgeruch.

Klinik hypoglykämischer Schock: Schnelle Entwicklung, unter 40 mg/dl, Heißhunger, kein Durst, feucht schweißige Haut, Reflexe gesteigert, Krämpfe, Tremor und auch Lähmungen (Halbseitenparese) sind möglich, Tachykardie, Urinbefund unauffällig, Atmung und Atemgeruch ebenfalls unauffällig.

44. Das Mittelohr ist mit Endolymphe gefüllt
weil
die Endolymphe im Mittelohr die Schwingungen der Gehörknöchelchen zum Innenohr überträgt.

- ☐ A) Die Aussage 1 ist richtig, die Aussage 2 ist richtig, die Verknüpfung ist richtig
- ☐ B) Die Aussage 1 ist richtig, die Aussage 2 ist richtig, die Verknüpfung ist falsch
- ☐ C) Die Aussage 1 ist richtig, die Aussage 2 ist falsch
- ☐ D) Die Aussage 1 ist falsch, die Aussage 2 ist richtig
- ☐ E) Die Aussage 1 ist falsch, die Aussage 2 ist falsch

45. Das Verhältnis der Atemspende zur Herzmassage bei der Ein-Helfer-Methode beträgt 2 : 15
weil
das ABC-Schema bei einem Bewusstlosen mit einem oder zwei Helfern durchgeführt werden kann.

- ☐ A) Die Aussage 1 ist richtig, die Aussage 2 ist richtig, die Verknüpfung ist richtig
- ☐ B) Die Aussage 1 ist richtig, die Aussage 2 ist richtig, die Verknüpfung ist falsch
- ☐ C) Die Aussage 1 ist richtig, die Aussage 2 ist falsch
- ☐ D) Die Aussage 1 ist falsch, die Aussage 2 ist richtig
- ☐ E) Die Aussage 1 ist falsch, die Aussage 2 ist falsch

46. Das Lues-Stadium II ist nicht infektiös
weil
bei den Patienten im Lues-Stadium II typische Antikörper nachgewiesen werden können.

- ☐ A) Die Aussage 1 ist richtig, die Aussage 2 ist richtig, die Verknüpfung ist richtig
- ☐ B) Die Aussage 1 ist richtig, die Aussage 2 ist richtig, die Verknüpfung ist falsch
- ☐ C) Die Aussage 1 ist richtig, die Aussage 2 ist falsch
- ☐ D) Die Aussage 1 ist falsch, die Aussage 2 ist richtig
- ☐ E) Die Aussage 1 ist falsch, die Aussage 2 ist falsch

Antwort 44

▨ Die Lösung **E** ist richtig.

Das Ohr kann unterteilt werden in äußeres Ohr, *Mittelohr* und Innenohr. Äußeres Ohr und Mittelohr unterliegen der Aufgabe den Schall weiterzuleiten, während das Innenohr mit den Sinnesrezeptoren für das Gehör und den Gleichgewichtssinn ausgestattet sind. Die Gehörknöchelchen (Hammer, Amboss und Steigbügel) liegen im *Mittelohr* (in der Paukenhöhle) und leiten den Schall über kleinste Gelenke vom Trommelfell bis zum ovalen Fenster. Vom ovalen Fenster werden die Schallwellen über die **Perilymphe** in das knöcherne Labyrinth der Schnecke weitergeleitet. Im knöchernen Teil der Schnecke befindet sich die häutige Schnecke mit der **Endolymphe** und dem Cortiorgan, dem eigentlichen Gehörorgan. Von der Perilymphe werden die Schwingungen auf die Endolymphe und das Cortiorgan übertragen.

Zu Aussage 2: Die Endolymphe befindet sich natürlich nicht im Mittelohr, sondern im Innenohr in der häutigen Schnecke.

Antwort 45

▨ Die Lösung **C** ist richtig.

Die Anwendung des **ABC-Schemas** (Abfolge lebensrettender Maßnahmen) darf **nur bei akuter Lebensgefahr** zur Reanimation erfolgen.

A	= Atemwege freimachen
B	= Beatmung
C	= Zirkulation in Gang bringen (Herzdruckmassage)
1-Helfer-Methode: 2 mal Atemspende + 15 mal Herzmassage	
2-Helfer-Methode: 1-mal Atemspende + 5 mal Herzmassage	

Zu Aussage 2: Diese Aussage ist blödsinnig. Bitte genau lesen! Bei einem bewusstlosen Patienten wird keine Reanimation unternommen. Ist der Patient nicht ansprechbar und die Vitalfunktionen sind erhalten, muss er in die stabile Seitenlage gebracht werden, um freie Atemwege zu sichern und eine Aspiration zu vermeiden.

Antwort 46

▨ Die Lösung **D** ist richtig.

Bei der Lues *(Syphilis)* werden vier Stadien unterschieden:
Die ersten beiden Stadien sind hoch infektiös.

Lues I: schmerzloser Primäraffekt (harter Schanker)

Lues II: Allgemeinsymptome (Fieber, erhöhte BSG, Kopf- und Gelenkbeschwerden), Lymphknotenschwellungen und typische Hauterscheinungen vielgestaltiger Art

Lues III: Es ist keine Heilung mehr möglich, die Erkrankten sind nicht mehr infektiös. Typisch sind nicht schmerzhafte Granulationsgeschwulste (Gummen) in den verschiedensten Organen.

Lues IV: Neurosyphilis mit progressiver Paralyse (Gehirnzerfall) und Tabes dorsalis (Rückenmarksschwund)

47. **Bei einem symptomlosen Verlauf einer Hepatitis A sind nie Erreger im Stuhl zu finden**

weil

es bei einem symptomlosen Verlauf der Hepatitis A nie zu einer Virämie kommt.

- ☐ A) Die Aussage 1 ist richtig, die Aussage 2 ist richtig, die Verknüpfung ist richtig
- ☐ B) Die Aussage 1 ist richtig, die Aussage 2 ist richtig, die Verknüpfung ist falsch
- ☐ C) Die Aussage 1 ist richtig, die Aussage 2 ist falsch
- ☐ D) Die Aussage 1 ist falsch, die Aussage 2 ist richtig
- ☐ E) Die Aussage 1 ist falsch, die Aussage 2 ist falsch

48. **Wenn eine junge Frau die „Pille" nimmt und regelmäßig raucht, fördert dies die Entstehung von venösen Thromben**

weil

Nikotinabusus einen arteriellen Verschluss fördern kann.

- ☐ A) Die Aussage 1 ist richtig, die Aussage 2 ist richtig, die Verknüpfung ist richtig
- ☐ B) Die Aussage 1 ist richtig, die Aussage 2 ist richtig, die Verknüpfung ist falsch
- ☐ C) Die Aussage 1 ist richtig, die Aussage 2 ist falsch
- ☐ D) Die Aussage 1 ist falsch, die Aussage 2 ist richtig
- ☐ E) Die Aussage 1 ist falsch, die Aussage 2 ist falsch

49. **Bei einem Patienten mit deutlichen Anzeichen eines anaphylaktischen Schocks ziehe ich sofort die Nadel heraus**

weil

die Injektion sofort abgebrochen werden muss.

- ☐ A) Die Aussage 1 ist richtig, die Aussage 2 ist richtig, die Verknüpfung ist richtig
- ☐ B) Die Aussage 1 ist richtig, die Aussage 2 ist richtig, die Verknüpfung ist falsch
- ☐ C) Die Aussage 1 ist richtig, die Aussage 2 ist falsch
- ☐ D) Die Aussage 1 ist falsch, die Aussage 2 ist richtig
- ☐ E) Die Aussage 1 ist falsch, die Aussage 2 ist falsch

Antwort 47

▬ Die Lösung **E** ist richtig.

Unterscheidung	Hepatitis A	Hepatitis B
Inkubationszeit:	ca. 2–6 Wochen	ca. 2–6 Monate
Übertragung:	fäkal-oral	parenteral, sex.
Chronizität:	Nein	ca. 10%
fulminanter Verlauf:	Nein	sehr selten
Häufigkeit:	20%	55%
CA-Risiko:	Nein	Ja

Zu Aussage 1: Ein asymptomatischer Verlauf bedeutet nicht, dass keine Erreger vorhanden sind. Die Hepatitis A-Viren befinden sich im Blut (Virämie) und werden natürlich auch ausgeschieden.

Antwort 48

▬ Die Lösung **B** ist richtig.
Entstehung bzw. Ursache einer *Thrombose* (Virchow Trias):
1. Gefäßwandschäden; 2. Veränderte Blutströmung; 3. Veränderte Blutzusammensetzung
Begünstigende **Risikofaktoren**:
Kontrazeptiva (vor allem mit gleichzeitigem Rauchen), Schwangerschaft, hohes Lebensalter, Adipositas, längere Bettruhe, nach Operationen, Bewegungsmangel, Krebserkrankungen, Diabetes, Cushing-Syndrom, Herzinsuffizienz.
Zu Aussage 2: Rauchen fördert die Entstehung von Arteriosklerose und der sich daraus entwickelnden Gefäßverengungen. Patienten mit Thrombangiitis obliterans (Winiwarter-Buerger-Krankheit = chronisch entzündliche Gefäßerkrankung meist kleinerer Arterien) sind fast ausschließlich starke Raucher.

Antwort 49

▬ Die Lösung **D** ist richtig.
Die Auslöser eines anaphylaktischen Schocks sind Allergene (z. B. Antibiotika, Kontrastmittel, Toxine etc.). Histamin wird aus den Mastzellen ausgeschüttet. Dadurch kommt es zur Verengung von zentralen Blutgefäßen und zur Erweiterung von peripheren Gefäßen mit der Folge eines starken Blutdruckabfalls und reflektorisch bedingter Tachykardie.
Zusätzliche Symptomatik:
- starke Hautrötung um den Nadeleinstich und im Gesicht
- heftiger Juckreiz meist von Zunge und Kopfhaut
- starke Dyspnoe (durch Schwellung der Kehlkopfschleimhaut)
- Übelkeit, Schwindel

> Therapeutisches Vorgehen: Injektion sofort abbrechen! Notarzt verständigen! Venösen Zugang legen! Nadel auf keinen Fall herausziehen! Patient flach lagern! Flüssigkeit substituieren, falls vorhanden Adrenalin, Kortison!

50. Der Heilpraktiker darf keine digitale Untersuchung des Rektal- und Analkanals zur Krebsvorsorgeuntersuchung des Darms und zur Feststellung von Hämorrhoidalleiden vornehmen

weil

der Heilpraktiker bei der Untersuchung der Darmwand die Prostata ertasten kann.

- ☐ A) Die Aussage 1 ist richtig, die Aussage 2 ist richtig, die Verknüpfung ist richtig
- ☐ B) Die Aussage 1 ist richtig, die Aussage 2 ist richtig, die Verknüpfung ist falsch
- ☐ C) Die Aussage 1 ist richtig, die Aussage 2 ist falsch
- ☐ D) Die Aussage 1 ist falsch, die Aussage 2 ist richtig
- ☐ E) Die Aussage 1 ist falsch, die Aussage 2 ist falsch

51. Das Unterhautgewebe besteht vorwiegend aus Fettgewebe

weil

das Unterhautgewebe in erster Linie dem Speichern von Energie dient.

- ☐ A) Die Aussage 1 ist richtig, die Aussage 2 ist richtig, die Verknüpfung ist richtig
- ☐ B) Die Aussage 1 ist richtig, die Aussage 2 ist richtig, die Verknüpfung ist falsch
- ☐ C) Die Aussage 1 ist richtig, die Aussage 2 ist falsch
- ☐ D) Die Aussage 1 ist falsch, die Aussage 2 ist richtig
- ☐ E) Die Aussage 1 ist falsch, die Aussage 2 ist falsch

52. Das Schultergelenk ist das am besten bewegliche Gelenk

weil

das Schultergelenk Bewegungen in drei Achsen durchführen kann.

- ☐ A) Die Aussage 1 ist richtig, die Aussage 2 ist richtig, die Verknüpfung ist richtig
- ☐ B) Die Aussage 1 ist richtig, die Aussage 2 ist richtig, die Verknüpfung ist falsch
- ☐ C) Die Aussage 1 ist richtig, die Aussage 2 ist falsch
- ☐ D) Die Aussage 1 ist falsch, die Aussage 2 ist richtig
- ☐ E) Die Aussage 1 ist falsch, die Aussage 2 ist falsch

Antwort 50

▰ Die Lösung **D** ist richtig.

Der HP darf eine digitale Untersuchung des **Rektal-** und **Analkanals** zur Krebsvorsorgeuntersuchung und zur Feststellung von Hämorrhoidalleiden vornehmen. Nur das Gesetz zur Bekämpfung der Geschlechtskrankheiten §9 verbietet ihm die Untersuchung auf Geschlechtskrankheiten und Krankheiten oder Leiden der Geschlechtsorgane. Somit darf die **Prostata** willentlich **nicht** untersucht werden.

Zu Aussage 2: Bei der Untersuchung der Darmwand ist es fast unmöglich die Prostata nicht zu ertasten. Wird bei einer digitalen Untersuchung des Analkanals z. B. eine Prostatavergrößerung „zufällig" festgestellt, so ist der HP natürlich verpflichtet dies dem Patienten mitzuteilen.

Antwort 51

▰ Die Lösung **A** ist richtig.

Die Haut besteht aus Oberhaut (Epidermis) und Lederhaut (Korium, Dermis). Das *Unterhautgewebe* (Subkutis) verbindet die Lederhaut mit dem darunter liegenden Gewebe wie Muskeln, Knochen oder andere Organe. Sie besitzt je nach Körperstelle und Körperbau viele Fettzellhaufen. Das Unterhautfettgewebe dient in erster Linie dem Speichern von Energie. Als Nebeneffekt isoliert das schlecht wärmeleitende Fett den Körper vor Kälte bzw. Unterkühlung. An manchen Körperstellen (z. B. Handfläche, Fußsohle, Augenhöhle, Nierenkapsel) dient das Unterhaut-fettgewebe als Stoßpuffer (sog. Baufett)

Antwort 52

▰ Die Lösung **B** ist richtig.

Die Beweglichkeit im *Schultergelenk* (**Vorsicht: nicht verwechseln** mit Beweglichkeit im Schultergürtel!) ist am größten, weil das Schultergelenk, im Unterschied zum Hüftgelenk, eine geringe Knochen- und Bandführung und eine sehr große Gelenkkapsel aufweist. Dies führt zu den enorm großen Bewegungsausschlägen.

Zu Aussage 2: Das Schultergelenk kann Bewegungen in drei Achsen durchführen. Das gilt für alle Kugelgelenke, also auch für das Hüftgelenk.

53. **Die anatomische Herzachse verläuft von rechts oben hinten nach links unten vorne**

weil

die anatomische Herzachse die Mitte der Herzbasis mit der Herzspitze verbindet.

- ☐ A) Die Aussage 1 ist richtig, die Aussage 2 ist richtig, die Verknüpfung ist richtig
- ☐ B) Die Aussage 1 ist richtig, die Aussage 2 ist richtig, die Verknüpfung ist falsch
- ☐ C) Die Aussage 1 ist richtig, die Aussage 2 ist falsch
- ☐ D) Die Aussage 1 ist falsch, die Aussage 2 ist richtig
- ☐ E) Die Aussage 1 ist falsch, die Aussage 2 ist falsch

54. **Bei einer Hypoglykämie kommt es zu kaltem Schweiß, Zittern, Herzklopfen und Blässe der Haut**

weil

die Durchblutung der einzelnen Organe durch die Muskelwand der kleinen Arterien bewirkt wird.

- ☐ A) Die Aussage 1 ist richtig, die Aussage 2 ist richtig, die Verknüpfung ist richtig
- ☐ B) Die Aussage 1 ist richtig, die Aussage 2 ist richtig, die Verknüpfung ist falsch
- ☐ C) Die Aussage 1 ist richtig, die Aussage 2 ist falsch
- ☐ D) Die Aussage 1 ist falsch, die Aussage 2 ist richtig
- ☐ E) Die Aussage 1 ist falsch, die Aussage 2 ist falsch

55. **Als Reiseprophylaxe besonders in Ländern der Dritten Welt gilt: kein Baden in unbekannten Süßwasserseen, Flüssen oder Kanälen**

weil

durch das Baden in unbekannten Süßwasserseen ein erhöhtes Risiko einer Kontamination mit Fäkalien besteht.

- ☐ A) Die Aussage 1 ist richtig, die Aussage 2 ist richtig, die Verknüpfung ist richtig
- ☐ B) Die Aussage 1 ist richtig, die Aussage 2 ist richtig, die Verknüpfung ist falsch
- ☐ C) Die Aussage 1 ist richtig, die Aussage 2 ist falsch
- ☐ D) Die Aussage 1 ist falsch, die Aussage 2 ist richtig
- ☐ E) Die Aussage 1 ist falsch, die Aussage 2 ist falsch

Antwort 53

▨ Die Lösung **A** ist richtig.

Beide Aussagen und die Verknüpfung sind richtig.

Die *anatomische Herzachse* verbindet die Mitte der Herzbasis (Oberseite des Herzens, Mündung bzw. Abgang der großen Gefäße) mit der Herzspitze. Sie verläuft diagonal von rechts oben hinten nach links unten vorne (wie die rechte Hand in der rechten Hosentasche). Zusätzlich ist das Herz um diese Achse so gedreht, dass das rechte Herz vorne und das linke Herz hinten liegt.

Antwort 54

▨ Die Lösung B ist richtig.

Beide Aussagen sind richtig, die Verknüpfung ergibt jedoch keinen Sinn. Glukose ist das zentrale Molekül des Kohlenhydrat-Stoffwechsels und damit das wichtigste energieliefernde Molekül des menschlichen Organismus. Unter 40 mg/dl Glukose im Blut ist vor allem das Nervensystem nicht mehr in der Lage, seinen Stoffwechsel ordnungsgemäß aufrechtzuerhalten. Klinik der *Hypoglykämie:*

▷ Heißhunger, Übelkeit, Erbrechen (parasympathische Reaktion)
▷ Tachykardie, Schwitzen, Tremor, Mydriasis, erhöhter Muskeltonus, Unruhe (sympathische Reaktion)
▷ Reizbarkeit, Verwirrtheit, Konzentrationsschwäche, Koordinationsschwierigkeiten, Hemiplegie, Doppelbildersehen, Bewusstseinstrübung, Koma, Atem- und Kreislaufstörungen (Zentralnervöse Reaktion)

Zu Aussage 2: Die Durchblutung der verschiedenen Organe wird im Wesentlichen durch den Muskeltonus der Arteriolen gesteuert.

Antwort 55

▨ Die Lösung **A** ist richtig.

Beide Aussagen und deren Verknüpfung sind richtig.

Allgemeine *Vorbeugemaßnahmen*, die das Risiko von Cholera, Typhus, Hepatitis und anderen Durchfallerregern verringern:

▷ Nur sterilisiertes Wasser trinken (selbst abkochen oder nur in Flaschen und Dosen abgefülltes Wasser benutzen)
▷ Salate und andere frisch zubereitete Speisen nur dann genießen, wenn sichergestellt ist, dass Krankheitserreger durch bestimmte Maßnahmen zerstört worden sind.
▷ Folgende Lebensmittel sollten auf jeden Fall gemieden werden: Leitungswasser, Eiswürfel, Speiseeis, ungeschältes rohes Gemüse und Früchte

56. **Die Pertussis-Impfung ist eine öffentlich empfohlene Standardimpfung für Erwachsene**

weil

die Pertussis besonders im Erwachsenenalter maligne verläuft.

- ☐ A) Die Aussage 1 ist richtig, die Aussage 2 ist richtig, die Verknüpfung ist richtig
- ☐ B) Die Aussage 1 ist richtig, die Aussage 2 ist richtig, die Verknüpfung ist falsch
- ☐ C) Die Aussage 1 ist richtig, die Aussage 2 ist falsch
- ☐ D) Die Aussage 1 ist falsch, die Aussage 2 ist richtig
- ☐ E) Die Aussage 1 ist falsch, die Aussage 2 ist falsch

57. **Bei Jugendlichen, die keine Milchprodukte mögen, besteht eine erhöhte Gefahr auf Kalziummangel**

weil

Kalziummangel zu Blässe, Abgeschlagenheit und Polyneuropathie führt.

- ☐ A) Die Aussage 1 ist richtig, die Aussage 2 ist richtig, die Verknüpfung ist richtig
- ☐ B) Die Aussage 1 ist richtig, die Aussage 2 ist richtig, die Verknüpfung ist falsch
- ☐ C) Die Aussage 1 ist richtig, die Aussage 2 ist falsch
- ☐ D) Die Aussage 1 ist falsch, die Aussage 2 ist richtig
- ☐ E) Die Aussage 1 ist falsch, die Aussage 2 ist falsch

58. **Das Zenkersche Divertikel lässt sich mit einer medikamentösen Therapie gut behandeln**

weil

Zenkersche Divertikel im oberen Teil der Speiseröhre lokalisiert sind.

- ☐ A) Die Aussage 1 ist richtig, die Aussage 2 ist richtig, die Verknüpfung ist richtig
- ☐ B) Die Aussage 1 ist richtig, die Aussage 2 ist richtig, die Verknüpfung ist falsch
- ☐ C) Die Aussage 1 ist richtig, die Aussage 2 ist falsch
- ☐ D) Die Aussage 1 ist falsch, die Aussage 2 ist richtig
- ☐ E) Die Aussage 1 ist falsch, die Aussage 2 ist falsch

Antwort 56

▬ Die Lösung **E** ist richtig.

Die *Pertussis-Impfung* ist eine öffentlich empfohlene Schutzimpfung für Säuglinge und Kinder. Säuglinge im ersten Lebensjahr sind durch Keuchhusten besonders gefährdet (lebensgefährliche Keuchhustenanfälle, Bronchopneumonie). 90% der Todesfälle infolge Keuchhusten betreffen Säuglinge. Für Erwachsene ist die Erkrankung relativ harmlos.

Folgende **Schutzimpfungen für Kinder und Jugendliche** sind öffentlich empfohlen, nach § 14 BSeuchG:

Diphtherie, Tetanus, Pertussis, Hepatitis B, Polio-Impfung, Masern-Mumps-Röteln-Impfung.

Standardimpfung für Erwachsene: Diphtherie, Tetanus, Poliomyelitis, Masern, Mumps und Röteln.

Antwort 57

▬ Die Lösung **C** ist richtig.

Ein **chronischer Kalziummangel** macht sich erst sehr spät durch Skelett- und Zahnveränderungen und durch ein erhöhtes Frakturrisiko bemerkbar (Osteoporose). Jugendliche, die keine Milchprodukte mögen, Menschen mit einer Milchzucker-Intoleranz und vor allem Frauen nach den Wechseljahren erwerben einen Kalziummangel.

Ein **akuter Kalziummangel** führt zu einer Hypokalzämie (< 8 mg/dl) mit einer hypokalzämischen Tetanie.

Ursachen können sein: Vitamin-D-Stoffwechselstörungen, Hypoparathyreoidismus, akute Pankreatitis, Malabsorptionssyndrom

Zu Aussage 2: Die Symptomatik „Blässe, Leistungsschwäche und Abgeschlagenheit" gibt den Verdacht auf einen Eisenmangel.

Antwort 58

▬ Die Lösung **D** ist richtig.

70% der *Ösophagusdivertikel* befinden sich dorsalseitig direkt unter dem oberen Ösophagussphinkter, das sog. pharyngoösophageale Pulsionsdivertikel (= Zenker-Divertikel). Nur große Divertikel machen Beschwerden mit Dysphagie, Regurgitation (Zurückfließen unverdauter Speisen) und Aspirationsgefahr. Die Therapie besteht bei großen Divertikeln in der meist komplikationslosen operativen Entfernung.

59. Wer regelmäßig Gerinnungshemmer einnimmt, sollte seinen Quick-Wert einmal pro Woche überprüfen lassen
weil
es zu lebensgefährlichen Blutungen kommen kann, wenn die Dosis der Gerinnungshemmer zu hoch ist.

- ☐ A) Die Aussage 1 ist richtig, die Aussage 2 ist richtig, die Verknüpfung ist richtig
- ☐ B) Die Aussage 1 ist richtig, die Aussage 2 ist richtig, die Verknüpfung ist falsch
- ☐ C) Die Aussage 1 ist richtig, die Aussage 2 ist falsch
- ☐ D) Die Aussage 1 ist falsch, die Aussage 2 ist richtig
- ☐ E) Die Aussage 1 ist falsch, die Aussage 2 ist falsch

60. Bei einem männlichen Patienten mit Adipositas reicht es, als Therapie die Änderung des Essverhaltens anzuordnen
weil
ein nicht durchtrainierter männlicher Patient mit einer Körpergröße von 1,75 und dem Körpergewicht von 92 kg als adipös einzustufen ist.

- ☐ A) Die Aussage 1 ist richtig, die Aussage 2 ist richtig, die Verknüpfung ist richtig
- ☐ B) Die Aussage 1 ist richtig, die Aussage 2 ist richtig, die Verknüpfung ist falsch
- ☐ C) Die Aussage 1 ist richtig, die Aussage 2 ist falsch
- ☐ D) Die Aussage 1 ist falsch, die Aussage 2 ist richtig
- ☐ E) Die Aussage 1 ist falsch, die Aussage 2 ist falsch

61. Eine 20-jährige Patientin klagt über Übergewicht und nimmt dementsprechend regelmäßig Abführmittel ein. Die Patientin ist 171 cm groß und wiegt 57 kg. Sie raten von einem regelmäßigem Gebrauch der Abführmittel ab
weil
ein Kaliummangel zu Herzrhythmusstörungen führen kann.

- ☐ A) Die Aussage 1 ist richtig, die Aussage 2 ist richtig, die Verknüpfung ist richtig
- ☐ B) Die Aussage 1 ist richtig, die Aussage 2 ist richtig, die Verknüpfung ist falsch
- ☐ C) Die Aussage 1 ist richtig, die Aussage 2 ist falsch
- ☐ D) Die Aussage 1 ist falsch, die Aussage 2 ist richtig
- ☐ E) Die Aussage 1 ist falsch, die Aussage 2 ist falsch

Antwort 59

░░░ Die Lösung **A** ist richtig.

Vor allem Patienten mit künstlichen Herzklappen, chronischem Vorhof-flimmern und angeborenen Gerinnungsstörungen sind ihr Leben lang auf Gerinnungshemmer (Marcumar) angewiesen. Dabei gilt: je öfter der *Quick-Wert* (Gerinnungszeit) gemessen wird, desto geringer die Gefahr der Komplikationen. Ist die Dosis zu gering, können Blutgerinnsel ent-stehen, die zu einem Herzinfarkt oder Schlaganfall führen können. Wird die Gerinnung dagegen zu stark gehemmt, drohen lebensgefährliche Blutungen. Seit neuestem können diese Patienten mit einem speziellem Messgerät ihre Gerinnungszeit jederzeit selbst bestimmen. Sind die Messwerte nicht im vorgegebenen Zielbereich, kann die Medikamen-tendosis eigenständig angepasst werden.

Antwort 60

░░░ Die Lösung **D** ist richtig.

Eine gute *Adipositas-Therapie* steht nach einer medizinischen Untersu-chung auf vier Beinen:
▷ Bewegungstherapie
▷ Nahrungsumstellung
▷ Änderung des Essverhaltens
▷ psychische Betreuung (Therapiegruppen)

Am Anfang sollte das Ziel sein, einen fünf- bis zehnprozentigen dauer-haften Gewichtsverlust zu erzielen. So genannte »Crashdiäten« sind wenig empfehlenswert.

▶ **Vorsicht bei Nulldiäten**: vorher eine Hyperurikämie ausschließen lassen!

Zu Aussage 2: Berechnung eines Übergewichtsgewichts durch Broca-Index oder Mody-Mass-Index;

Antwort 61

░░░ Die Lösung **A** ist richtig.

Ein Missbrauch von Abführmitteln (Laxantienabusus) ist relativ häufig bei jungen Frauen und bei Menschen mit chronischer Obstipation zu finden und kann durch die intestinalen Verluste zu einer *Hypokaliämie* führen (**< 3,5 mmol/l Serumkalium**).

Klinik:
- Muskelschwäche, Muskelschmerzen
- Paresen, Hyporeflexie
- Herzrhythmusstörungen, EKG-Veränderungen
- Verstopfung, bis zum paralytischen Ileus
- Hypokaliämische Nephropathie mit Polyurie und Polydipsie

62. Chronische Gallenabfluss-Störungen können zu einer Leberzirrhose führen

weil

eine Leberzirrhose unaufhaltsam fortschreitet.

- ☐ A) Die Aussage 1 ist richtig, die Aussage 2 ist richtig, die Verknüpfung ist richtig
- ☐ B) Die Aussage 1 ist richtig, die Aussage 2 ist richtig, die Verknüpfung ist falsch
- ☐ C) Die Aussage 1 ist richtig, die Aussage 2 ist falsch
- ☐ D) Die Aussage 1 ist falsch, die Aussage 2 ist richtig
- ☐ E) Die Aussage 1 ist falsch, die Aussage 2 ist falsch

63. HIV kann nicht während der Schwangerschaft von der Mutter auf das Kind übertragen werden

weil

die Erkrankung AIDS im Bundesseuchengesetz in den entsprechenden Paragraphen nicht erwähnt wird.

- ☐ A) Die Aussage 1 ist richtig, die Aussage 2 ist richtig, die Verknüpfung ist richtig
- ☐ B) Die Aussage 1 ist richtig, die Aussage 2 ist richtig, die Verknüpfung ist falsch
- ☐ C) Die Aussage 1 ist richtig, die Aussage 2 ist falsch
- ☐ D) Die Aussage 1 ist falsch, die Aussage 2 ist richtig
- ☐ E) Die Aussage 1 ist falsch, die Aussage 2 ist falsch

64. Beim Ulkus duodeni treten so gut wie keine Blutungen auf

weil

beim Ulkus duodeni eine maligne Entartung äußerst selten ist.

- ☐ A) Die Aussage 1 ist richtig, die Aussage 2 ist richtig, die Verknüpfung ist richtig
- ☐ B) Die Aussage 1 ist richtig, die Aussage 2 ist richtig, die Verknüpfung ist falsch
- ☐ C) Die Aussage 1 ist richtig, die Aussage 2 ist falsch
- ☐ D) Die Aussage 1 ist falsch, die Aussage 2 ist richtig
- ☐ E) Die Aussage 1 ist falsch, die Aussage 2 ist falsch

Antwort 62

▬ Die Lösung **C** ist richtig.

Mögliche Ursachen einer *Leberzirrhose:*

▷ Alkoholzirrhose (ca. 60%)

▷ Chronische Hepatitiden (ca. 30%)

▷ Andere seltenere Ursachen:
  Medikamente, Giftstoffe, chronisch aggressive Autoimmunhepatitis,
  biliäre Zirrhose = chronische Erkrankung der extrahepatischen Gal-
  lengänge, kardiale Zirrhose (Herzinsuffizienz, Perikarditis constrik-
  tiva), Venenverschlusskrankheit (z. B. Budd- Chiari-Syndrom)

Zu Aussage 2: Die pathophysiologischen Vorgänge in der Leber sind
irreversibel, das Fortschreiten kann aber durch Ausschalten der Ursache
(z. B. strikter Alkoholverzicht) gestoppt werden.

Antwort 63

▬ Die Lösung **D** ist richtig.

Zurzeit gilt: Die Übertragung einer *HIV-Infektion* kann nur auf drei
Wegen erfolgen:

▷ durch ungeschützten sexuellen Verkehr

▷ durch Übertragung von HIV-haltigem Blut

▷ von einer infizierten Schwangeren auf ihr Kind (30–50% aller AIDS-
  infizierten Mütter gebären ein an AIDS erkranktes Kind)

Zu Aussage 2: Die HIV-Erkrankung ist nicht im Bundesseuchengesetz
aufgeführt.

Antwort 64

▬ Die Lösung **D** ist richtig.

Die *gastroduodenale Ulkuskrankheit* führt zu einem umschriebenen
Substanzverlust der Darmwand, der häufig bis in die Muskelschicht oder
noch tiefer reicht. Heute wird auf Grund der Symptomatik klinisch keine
Diagnose mehr zwischen Ulkus ventriculi und Ulkus duodeni gestellt.
Eine sichere Diagnose bedarf der Endoskopie. Die in den Schulbüchern
aufgeführte **typische Symptomatik muss** aber vom HP **beherrscht
werden.**

▷ Ulkus duodeni: Spätschmerz, Beschwerden bessern sich nach Nahrungsaufnahme, Schmerzen mehr rechts der Körpermittellinie

▷ Ulkus ventriculi: Sofortschmerz nach Nahrungsaufnahme, Schmerzen mehr links der Körpermittellinie

Zu Aussage 1: 20% aller Patienten haben Blutungen, oft ohne vorausge-
gangene Symptomatik.

Zu Aussage 2: Eine karzinomatöse Entartungsgefahr besteht beim Ulkus
ventriculi. Das Epithelgewebe des Dünndarms entartet generell äußerst
selten.

65. **Ein Patient klagt über Fieber und zunehmende Nervosität. Es kann sich nicht um eine Hypothyreose handeln**
weil
eine Hypothyreose mit einem gesteigertem Appetit einher geht.

   ☐ A) Die Aussage 1 ist richtig, die Aussage 2 ist richtig, die Verknüpfung ist richtig
   ☐ B) Die Aussage 1 ist richtig, die Aussage 2 ist richtig, die Verknüpfung ist falsch
   ☐ C) Die Aussage 1 ist richtig, die Aussage 2 ist falsch
   ☐ D) Die Aussage 1 ist falsch, die Aussage 2 ist richtig
   ☐ E) Die Aussage 1 ist falsch, die Aussage 2 ist falsch

66. **Die häufigste Ursache bei erworbenen Herzklappenfehlern ist die koronare Herzerkrankung**
weil
die koronare Herzerkrankung häufig durch rheumatisches Fieber verursacht wird.

   ☐ A) Die Aussage 1 ist richtig, die Aussage 2 ist richtig, die Verknüpfung ist richtig
   ☐ B) Die Aussage 1 ist richtig, die Aussage 2 ist richtig, die Verknüpfung ist falsch
   ☐ C) Die Aussage 1 ist richtig, die Aussage 2 ist falsch
   ☐ D) Die Aussage 1 ist falsch, die Aussage 2 ist richtig
   ☐ E) Die Aussage 1 ist falsch, die Aussage 2 ist falsch

67. **Ein 52-Jähriger männlicher Patient, der zurzeit in zahnärztlicher Behandlung ist, klagt plötzlich über starke Schmerzen im Zahn- und Kieferbereich. Sie schließen einen Angina pectoris-Anfall nicht aus**
weil
Angina pectoris-Schmerzen außer in den linken Arm auch noch in den Unterkiefer ausstrahlen können.

   ☐ A) Die Aussage 1 ist richtig, die Aussage 2 ist richtig, die Verknüpfung ist richtig
   ☐ B) Die Aussage 1 ist richtig, die Aussage 2 ist richtig, die Verknüpfung ist falsch
   ☐ C) Die Aussage 1 ist richtig, die Aussage 2 ist falsch
   ☐ D) Die Aussage 1 ist falsch, die Aussage 2 ist richtig
   ☐ E) Die Aussage 1 ist falsch, die Aussage 2 ist falsch

Antwort 65

■■■ Die Lösung **C** ist richtig.

Klinik einer *Hypothyreose:*
- Hypothyreote Struma möglich
- Gewichtszunahme trotz Appetitlosigkeit
- Generalisiertes Myxödem (nur bei schwerer Verlaufsform)
- Bradykardie, Hypotonie
- Apathie, verlangsamte Reflexe, mimische Starre, depressiv, Desinteresse, Antriebslosigkeit
- Kälteempfindlichkeit, trockene und kühle Haut
- Obstipation, dickes brüchiges Haar, tiefe und raue Stimme

Zu Aussage 2: Die Symptome einer *Hyperthyreose* liegen genau im anderen Extrem, gegenüber der Hypothyreose. Zum Beispiel: Ein Patient mit einer Schilddrüsenunterfunktion klagt über Appetitlosigkeit, während ein Patient mit einer Überfunktion einen äußerst gesteigerten Appetit besitzt, und dann auch noch abnimmt. Allerdings ist diese Symptomatik in der Praxis nicht immer so deutlich wie in der Theorie.

Antwort 66

■■■ Die Lösung **E** ist richtig.

Die meisten erworbenen Herzklappenfehler sind durch eine *rheumatische Endokarditis* verursacht. Diese ist meist vor 10 bis 20 Jahren im Rahmen eines rheumatischen Fiebers abgelaufen. Meist sind die Klappen des linken Herzens betroffen (bedingt durch eine stärkere mechanische Abnutzung auf Grund des erhöhten Druckes).

Zu Aussage 2: Die *koronare Herzerkrankung* (KHK) stellt eine Arteriosklerose der Herzkranzgefäße dar und führt nicht zu Herzklappenfehlern.

Antwort 67

■■■ Die Lösung **A** ist richtig.

Angina pectoris (= Stenokardie) manifestiert sich bei schon bestehender Koronarsklerose, meist ausgelöst durch körperliche und psychische Belastungen bzw. Kälte oder einen vollen oder geblähten Magen. Die Schmerzen sind von kurzer Dauer und verschwinden nach Nitroglycerin-Spray. Sie können zum Hals, Unterkiefer, Schulter, Oberbauch und linken und auch rechten Arm bis in die ulnaren Fingerspitzen ausstrahlen. In einigen Fällen kann sich Angina pectoris auch nur durch ein retrosternales Druck- oder Engegefühl ausdrücken.

68. Opportunistische Infektionen treten vornehmlich bei immungeschwächten Patienten auf

weil

der Infektionsindex die Zahl der manifesten Erkrankungen in Relation zur Zahl der Infizierten angibt.

- ☐ A) Die Aussage 1 ist richtig, die Aussage 2 ist richtig, die Verknüpfung ist richtig
- ☐ B) Die Aussage 1 ist richtig, die Aussage 2 ist richtig, die Verknüpfung ist falsch
- ☐ C) Die Aussage 1 ist richtig, die Aussage 2 ist falsch
- ☐ D) Die Aussage 1 ist falsch, die Aussage 2 ist richtig
- ☐ E) Die Aussage 1 ist falsch, die Aussage 2 ist falsch

69. Eine Nulldiät (totales Fasten) ist bei einem Gichtpatienten nicht empfehlenswert

weil

eine Nulldiät bei Gichtpatienten zu erhöhten Harnsäurewerten führt.

- ☐ A) Die Aussage 1 ist richtig, die Aussage 2 ist richtig, die Verknüpfung ist richtig
- ☐ B) Die Aussage 1 ist richtig, die Aussage 2 ist richtig, die Verknüpfung ist falsch
- ☐ C) Die Aussage 1 ist richtig, die Aussage 2 ist falsch
- ☐ D) Die Aussage 1 ist falsch, die Aussage 2 ist richtig
- ☐ E) Die Aussage 1 ist falsch, die Aussage 2 ist falsch

70. Einem digitalisierten Patienten dürfen Sie niemals Kalzium i. v. geben

weil

Kalzium die Digitaliswirkung erhöht.

- ☐ A) Die Aussage 1 ist richtig, die Aussage 2 ist richtig, die Verknüpfung ist richtig
- ☐ B) Die Aussage 1 ist richtig, die Aussage 2 ist richtig, die Verknüpfung ist falsch
- ☐ C) Die Aussage 1 ist richtig, die Aussage 2 ist falsch
- ☐ D) Die Aussage 1 ist falsch, die Aussage 2 ist richtig
- ☐ E) Die Aussage 1 ist falsch, die Aussage 2 ist falsch

Antwort 68

▨ Die Lösung **B** ist richtig.

Opportunistische Erreger (opportunistisch = günstige Gelegenheit) gehören zu der normalen Besiedelung des menschlichen Organismus und verursachen bei intakter Abwehrlage in der Regel keine Krankheitserscheinungen. Nur bei Beeinträchtigung der Abwehrfunktion kann es zu einer Infektion kommen. Auslösende Faktoren sind Diabetes mellitus, AIDS, Leukämie, Lymphome, Antibiotikatherapie, Zytostatika, Immunsuppressiva, Kortison.

Zu Aussage 2: Infektionsindex = Kontagionsindex. Wenn der Kontagionsindex (KI) den Wert 1 hat, bedeutet dies, dass 100% der erstmals Exponierten erkranken. Zu den Krankheiten mit hohem KI (Exposition löst fast immer eine Erkrankung aus) gehören Masern (0,95), Windpocken (0,95) und Keuchhusten (0,80). Dagegen ist z. B. der KI bei Poliomyelitis sehr gering (0,001).

Antwort 69

▨ Die Lösung **A** ist richtig.

Therapie bei *Gicht im anfallsfreien Stadium:*

▷ Normalisierung des Körpergewichtes (bringt in den meisten Fällen die Harnsäurewerte in den Normalbereich!)
▷ Purinarme Diät (Verzicht auf Innereien. Fleischarme Kost, vorsichtiger Umgang mit Spargel, Blumenkohl, Spinat, Hülsenfrüchten, Pilzen, scharfen Gewürzen, Majonäsen und Remouladen
▷ Verzicht auf Alkohol (führt zur Hemmung der Harnsäureausscheidung in der Niere)
▷ Viel trinken!
▷ Vorsicht beim Fasten! Auf Grund eines steigenden Harnsäurespiegels besteht besonders bei der Nulldiät die Gefahr eines akuten Gichtanfalls.

Antwort 70

▨ Die Lösung **A** ist richtig.

Einem **digitalisierten Patienten** dürfen Sie **niemals Kalzium** i. v. spritzen, weil Kalzium die Digitaliswirkung verstärkt und somit zu Intoxikationserscheinungen führt:

● Herzrhythmusstörungen (90%), Bradykardie, Vorhof- und Kammerflimmern, AV-Block
● Gastrointestinale Beschwerden (70%), Appetitlosigkeit, Übelkeit, Erbrechen und Durchfälle
● Neurozerebrale Symptome (20%), Augenflimmern, Wolkensehen, Farbensehen, Verwirrtheit, Reizbarkeit, Kopfschmerzen

71. **Die Zeichen eines akuten peripheren Arterienverschlusses sind Knöchelödeme**

weil

ein akuter Arterienverschluss im Extremitätenbereich zu einer Bewegungsunfähigkeit der betroffenen Muskeln führt.

- ☐ A) Die Aussage 1 ist richtig, die Aussage 2 ist richtig, die Verknüpfung ist richtig
- ☐ B) Die Aussage 1 ist richtig, die Aussage 2 ist richtig, die Verknüpfung ist falsch
- ☐ C) Die Aussage 1 ist richtig, die Aussage 2 ist falsch
- ☐ D) Die Aussage 1 ist falsch, die Aussage 2 ist richtig
- ☐ E) Die Aussage 1 ist falsch, die Aussage 2 ist falsch

72. **Bei einem Aderlass werden mindestens 1500 ml Blut entnommen**

weil

Aderläße bei Polyzythämie regelmäßig angezeigt sind.

- ☐ A) Die Aussage 1 ist richtig, die Aussage 2 ist richtig, die Verknüpfung ist richtig
- ☐ B) Die Aussage 1 ist richtig, die Aussage 2 ist richtig, die Verknüpfung ist falsch
- ☐ C) Die Aussage 1 ist richtig, die Aussage 2 ist falsch
- ☐ D) Die Aussage 1 ist falsch, die Aussage 2 ist richtig
- ☐ E) Die Aussage 1 ist falsch, die Aussage 2 ist falsch

73. **Gelbliche Knoten an den Augenlidern können auf eine Fettstoffwechselstörung schließen lassen**

weil

oberhalb von 200 mg/dl Gesamtcholesterin die Krankheitshäufigkeit eines Infarktes steil ansteigt.

- ☐ A) Die Aussage 1 ist richtig, die Aussage 2 ist richtig, die Verknüpfung ist richtig
- ☐ B) Die Aussage 1 ist richtig, die Aussage 2 ist richtig, die Verknüpfung ist falsch
- ☐ C) Die Aussage 1 ist richtig, die Aussage 2 ist falsch
- ☐ D) Die Aussage 1 ist falsch, die Aussage 2 ist richtig
- ☐ E) Die Aussage 1 ist falsch, die Aussage 2 ist falsch

Antwort 71

░ Die Lösung **D** ist richtig.

Chronischer peripherer Arterienverschluss = Claudicatio intermittens
Akuter peripherer Arterienverschluss = Embolie
Klassische Symptome der Embolie im Extremitätenbereich: **6 „p":**

❶ Peitschenhiebähnlicher Schmerz (pain)

❷ Blässe (paleness)

❸ Missempfindung (paresthesia)

❹ Pulslosigkeit (pulslessness)

❺ Bewegungsunfähigkeit (paralysis)

❻ Schock (prostration)

Zu Aussage 1: Die Ursachen von Knöchelödemen (lokalisierte Ödeme) sind venöse oder lymphatische Abfluss-Störungen (z. B. Phlebothrombose, Tumore)

Antwort 72

░ Die Lösung **D** ist richtig.

Ein *blutiger Aderlass* führt zu einem **Entzug von 500–800 ml venösem Blut** und kann indiziert sein bei Polyzythämie, Hämochromatose, Polyglobulie, beginnendem Lungenödem und drohender Urämie.

Zu Aussage 2: Polyzythämie ist eine Erkrankung des Knochenmarks mit gesteigerter Hämatopoese aller drei Blutzellarten und einer Erkrankungshäufigkeit im 5. Jahrzehnt. Die Ursache ist unbekannt. Die Klinik zeigt sich in Rötung von Gesicht und Extremitäten (Erythrozytose), Schwindel, Kopfschmerzen, Ohrensausen, Hypertonie (Hypervolämie) und Blutungsneigungen (z. B. Nasenblutungen).

Therapie der 1. Wahl sind regelmäßige Aderlässe mit Erreichen eines Hämatokritwertes von **< 45%.**

Antwort 73

░ Die Lösung **B** ist richtig

Beide Aussagen sind richtig, aber die Begründung ist nicht stimmig.

Primäre Fettstoffwechselstörungen (ca. 85%) sind familiär bedingt. Hier wirken endogene (erbliche) und exogene Faktoren (Übergewicht, Alkohol, Ernährung) zusammen.

Die sekundäre Fettstoffwechselstörung kann durch Alkoholkonsum, Adipositas, schlecht eingestellten Diabetes mellitus, Cholestase, nephrotischem Syndrom und Hypothyreose entstehen. Erhöhte Blutfettwerte können zu einer Arteriosklerose mit Folgeerkrankungen führen (KHK, periphere arterielle Verschlusskrankheit, Apoplexie). Dabei gilt: je höher der Blutfettwert, desto höher das Infarktrisiko.

Zu Aussage 1: Nebeneffekt bei erhöhten Blutfettwerten können lokale Lipideinlagerungen sein. An den Augenlidern werden sie Xanthelasmen genannt.

Zu Aussage 2: Cholesterinwerte sind stark altersabhängig. Es gilt die Faustregel: Werte über 200 mg/dl verstärken das Herzinfarktrisiko.

74. **Eine Überfunktion des Nebennierenmarks kann zu anfallsweise auftretendem Bluthochdruck führen**

    weil

    eine Überfunktion des Nebennierenmarks zu einer Hyperglykämie und Glukosurie führen kann.

    - ☐ A) Die Aussage 1 ist richtig, die Aussage 2 ist richtig, die Verknüpfung ist richtig
    - ☐ B) Die Aussage 1 ist richtig, die Aussage 2 ist richtig, die Verknüpfung ist falsch
    - ☐ C) Die Aussage 1 ist richtig, die Aussage 2 ist falsch
    - ☐ D) Die Aussage 1 ist falsch, die Aussage 2 ist richtig
    - ☐ E) Die Aussage 1 ist falsch, die Aussage 2 ist falsch

75. **Die Legionärskrankheit ist nicht nach §3 des Bundesseuchengesetzes meldepflichtig**

    weil

    die Legionärskrankheit hauptsächlich durch Aerosole übertragen wird.

    - ☐ A) Die Aussage 1 ist richtig, die Aussage 2 ist richtig, die Verknüpfung ist richtig
    - ☐ B) Die Aussage 1 ist richtig, die Aussage 2 ist richtig, die Verknüpfung ist falsch
    - ☐ C) Die Aussage 1 ist richtig, die Aussage 2 ist falsch
    - ☐ D) Die Aussage 1 ist falsch, die Aussage 2 ist richtig
    - ☐ E) Die Aussage 1 ist falsch, die Aussage 2 ist falsch

76. **Das Tertiärstadium der Syphilis ist nicht mehr ansteckungsfähig**

    weil

    der Primäraffekt der Syphilis typischerweise schmerzlos ist.

    - ☐ A) Die Aussage 1 ist richtig, die Aussage 2 ist richtig, die Verknüpfung ist richtig
    - ☐ B) Die Aussage 1 ist richtig, die Aussage 2 ist richtig, die Verknüpfung ist falsch
    - ☐ C) Die Aussage 1 ist richtig, die Aussage 2 ist falsch
    - ☐ D) Die Aussage 1 ist falsch, die Aussage 2 ist richtig
    - ☐ E) Die Aussage 1 ist falsch, die Aussage 2 ist falsch

Antwort 74

▦ Die Lösung **B** ist richtig.

Beide Aussagen sind richtig, die Verknüpfung ergibt jedoch keinen Sinn.
Eine *Überfunktion des Nebennierenmarks* (= Phäochromozytom) führt zu
einer erhöhten Ausschüttung von Adrenalin. Die Ursache liegt in 90% in
bösartigen und 10% gutartigen einseitigen Tumoren.

Klinik:

- Anfallsartige Hypertonie mit hypertensiven Krisen
- Hyperglykämie mit Glukosurie ($^1/_3$ der Fälle)
- Gewichtsabnahme durch die enorme Stoffwechselsteigerung
- Blasse Haut
- Leukozytose

Antwort 75

▦ Die Lösung **B** ist richtig.

Beide Aussagen sind richtig, die Verknüpfung ergibt jedoch keinen Sinn.
Die *Legionärskrankheit* (Legionellose) ist erstmals 1976 bei einem Treffen
von Kriegsveteranen und Legionären in Philadelphia/USA dokumentiert
worden. Die Erkrankung kann epidemisch oder sporadisch auftreten. Der
pneumotrope (= bevorzugt in der Lunge auftretende) Erreger, Legionella
pneumophila, wird hauptsächlich über Inhalation infizierter Aerosole
(flüssige Schwebstoffe) übertragen und kann zu einer atypischen
Pneumonie führen. Erregerreservoire sind vor allem Wasseranlagen
(Klimaanlagen, Duschköpfe, Warmwasseranlagen u. a.).

Klinik:

- Allgemeines Krankheitsgefühl mit hohem Fieber
- Husten, Thoraxschmerz, Tachypnoe
- evtl. Pleuraschmerzen und Pleuraerguss
- evtl. gastrointestinale Beschwerden
- ▶ Letalität ca. 20%!

Antwort 76

▦ Die Lösung **B** ist richtig.

Beide Aussagen sind richtig, aber die Begründung ergibt keinen Sinn. Die
ersten beiden Stadien sind hoch infektiös.

Lues I: schmerzloser Primäraffekt (harter Schanker)

Lues II: Allgemeinsymptome (Fieber, erhöhte BSG, Kopf- und Gelenkbeschwerden), Lymphknotenschwellungen und typische Hauterscheinungen vielgestaltiger Art

Lues III: (Tertiärstadium) Es ist keine Heilung mehr möglich, die
Erkrankten sind nicht mehr infektiös. Typisch treten nicht schmerzhafte
Granulationsgeschwulste (Gummen) in den verschiedensten Organen
auf.

Lues IV: Neurosyphilis mit progressiver Paralyse (Gehirnzerfall und
Tabes dorsalis (Rückenmarksschwund)

77. Die Stauungspapille gilt als Symptom einer Hirndruck-steigerung

weil

Hirntumore zu epileptischen Anfällen führen können.

- ☐ A) Die Aussage 1 ist richtig, die Aussage 2 ist richtig, die Verknüpfung ist richtig
- ☐ B) Die Aussage 1 ist richtig, die Aussage 2 ist richtig, die Verknüpfung ist falsch
- ☐ C) Die Aussage 1 ist richtig, die Aussage 2 ist falsch
- ☐ D) Die Aussage 1 ist falsch, die Aussage 2 ist richtig
- ☐ E) Die Aussage 1 ist falsch, die Aussage 2 ist falsch

78. Das Lasegue-Zeichen ist immer Hinweis auf einen lumbalen Bandscheibenvorfall

weil

beim Lasegue-Zeichen das gestreckte Bein am flach liegenden Patienten im Hüftgelenk langsam gebeugt wird.

- ☐ A) Die Aussage 1 ist richtig, die Aussage 2 ist richtig, die Verknüpfung ist richtig
- ☐ B) Die Aussage 1 ist richtig, die Aussage 2 ist richtig, die Verknüpfung ist falsch
- ☐ C) Die Aussage 1 ist richtig, die Aussage 2 ist falsch
- ☐ D) Die Aussage 1 ist falsch, die Aussage 2 ist richtig
- ☐ E) Die Aussage 1 ist falsch, die Aussage 2 ist falsch

79. Bei der Aortenklappeninsuffizienz ist ein sichtbarer Kapillarpuls nach leichtem Druck auf den Fingernagel symptomatisch

weil

die Aortenklappeninsuffizienz eine große Blutdruck-amplitude bewirkt.

- ☐ A) Die Aussage 1 ist richtig, die Aussage 2 ist richtig, die Verknüpfung ist richtig
- ☐ B) Die Aussage 1 ist richtig, die Aussage 2 ist richtig, die Verknüpfung ist falsch
- ☐ C) Die Aussage 1 ist richtig, die Aussage 2 ist falsch
- ☐ D) Die Aussage 1 ist falsch, die Aussage 2 ist richtig
- ☐ E) Die Aussage 1 ist falsch, die Aussage 2 ist falsch

Antwort 77

▬ Die Lösung **B** ist richtig.

Eine *Stauungspapille* ist eine Veränderung des Augenhintergrunds mit Verformung und Trübung der Sehnervenpapille (blinder Fleck = Austrittsstelle der Sehnervenfasern), infolge eines erhöhten intrakraniellen Drucks in den Sehnervenscheiden.

Häufigste Symptome einer Hirndrucksteigerung : stärkste Kopfschmerzen, Nüchternerbrechen, Hirnnervenstörungen, motorische und sensible Ausfälle, meningeales Syndrom, Atemstörungen, Bradykardie, psychische Störungen, u. a.

Zu Aussage 2: Alle anatomischen und pathophysiologischen Veränderungen des Gehirns können einen Krampfanfall auslösen, z. B. Hirnblutungen, Hirnödem, Hirntumore, Abszesse, Schädel-Hirn-Trauma, Intoxikationen (Medikamente, Alkohol), Stoffwechselerkrankungen.

Antwort 78

▬ Die Lösung **D** ist richtig.

Die *Lasegue-,* Brudzinski- und Kernig-Zeichen sind Ausdruck einer schmerzhaften Dehnung der Meningen bzw. der Nervenwurzeln (sog. Nervendehnungsschmerz).

Das *Lasegue-Zeichen* kann bei einem *lumbalen Bandscheibenvorfall* positiv sein, aber auch bei Meningitis und Subarachnoidalblutungen. Beim Brudzinski- und Kernig-Zeichen ist ein positiver Befund vor allem bei Meningitis und Subarachnoidalblutungen zu erheben.

Zu Aussage 2: Das *Lasegue*-Zeichen ist positiv (pathologisch), wenn am flach liegenden Patienten das gestreckte Bein im Hüftgelenk langsam gebeugt wird, und dabei Schmerzen im Bein, Gesäß und im Kreuz angegeben werden. Der Beugungswinkel beim Schmerzeintritt wird kommentiert.

Antwort 79

▬ Die Lösung **A** ist richtig.

Bei der *Aortenklappeninsuffizienz* schließt die Aortenklappe in der Diastole nicht mehr richtig. Es kommt zum Pendelblut. Die linke Herzkammer braucht jetzt wesentlich mehr Kraft, um das Blut in den großen Kreislauf zu pumpen. Das linke Herz hypertrophiert und es kommt zu einer großen Blutdruckamplitude.

Klinische Zeichen:

harter Radialispuls, hebender Herzspitzenstoß, vergrößerte relative Herzdämpfung, evtl. Kapillarpuls (z. B. nach leichtem Druck auf Fingernagel) und Musset-Zeichen (pulssynchrones Kopfnicken), ab *kritischer Herzgröße von 500 g* Zeichen der Herzinsuffizienz.

80. Bei der perniziösen Anämie kommt es zu einer funiku-lären Myelose (Entmarkung markhaltiger Nervenfasern)
weil
bei der perniziösen Anämie das Vitamin D fehlt.

- ☐ A) Die Aussage 1 ist richtig, die Aussage 2 ist richtig, die Verknüpfung ist richtig
- ☐ B) Die Aussage 1 ist richtig, die Aussage 2 ist richtig, die Verknüpfung ist falsch
- ☐ C) Die Aussage 1 ist richtig, die Aussage 2 ist falsch
- ☐ D) Die Aussage 1 ist falsch, die Aussage 2 ist richtig
- ☐ E) Die Aussage 1 ist falsch, die Aussage 2 ist falsch

81. Eine schwere Beeinträchtigung des Allgemeinbefindens mit Benommenheit findet sich typischerweise bei Typhus
weil
Typhus eine Lokalinfektionskrankheit darstellt.

- ☐ A) Die Aussage 1 ist richtig, die Aussage 2 ist richtig, die Verknüpfung ist richtig
- ☐ B) Die Aussage 1 ist richtig, die Aussage 2 ist richtig, die Verknüpfung ist falsch
- ☐ C) Die Aussage 1 ist richtig, die Aussage 2 ist falsch
- ☐ D) Die Aussage 1 ist falsch, die Aussage 2 ist richtig
- ☐ E) Die Aussage 1 ist falsch, die Aussage 2 ist falsch

82. Das Pankreas-Karzinom hat eine gute Prognose
weil
die Methode der Wahl beim Pankreas-Karzinom die radikale Operation ist.

- ☐ A) Die Aussage 1 ist richtig, die Aussage 2 ist richtig, die Verknüpfung ist richtig
- ☐ B) Die Aussage 1 ist richtig, die Aussage 2 ist richtig, die Verknüpfung ist falsch
- ☐ C) Die Aussage 1 ist richtig, die Aussage 2 ist falsch
- ☐ D) Die Aussage 1 ist falsch, die Aussage 2 ist richtig
- ☐ E) Die Aussage 1 ist falsch, die Aussage 2 ist falsch

Antwort 80

▦ Die Lösung **C** ist richtig.

Bei der *perniziösen Anämie* (Vitamin B$_{12}$-Mangel-Anämie) kommt es neben den typischen Anämiesymptomen zu neurologischen Symptomen (fachmännisch wird dies *funikuläre Myelose* genannt). Durch den Vitamin B$_{12}$-Mangel kommt es zum Untergang von Schwannschen Zellen und so zu einer Entmarkung von Nervenfasern mit Störung der Impulsweiterleitung. Die neurologischen Symptome sind vorwiegend Parästhesien, spastische Lähmungen, Areflexie, und Gangunsicherheit.

▶ B$_{12}$-Mangel-Symptomatik ist auch ohne gleichzeitige Anämiesymptome möglich

Antwort 81

▦ Die Lösung **C** ist richtig.

Typhus abdominalis ist eine zyklische Allgemeininfektion. Die Inkubationszeit beträgt ca. 1 – 3 Wochen, die Erreger sind Salmonellen und die Übertragung erfolgt fäkal-oral.

Typischer Verlauf (ohne Antibiotika): In der ersten Woche treppenartiger Fieberanstieg, in der zweiten bis dritten Woche Kontinua-Fieber und in der vierten Woche lytische (langsame) Entfieberung.

Klinik:

- Benommenheit (Typhus = Nebel)
- erbsenbreiartige Durchfälle (erst in der zweiten Woche, anfangs meist Verstopfung)
- Roseolen auf der Bauchhaut
- Typhuszunge
- relative Bradykardie, Leukopenie
- Milzvergrößerung

Zu Aussage 1: Lokalinfektionskrankheit = Eingedrungene Erreger bleiben auf die Eintrittspforte bzw. deren nähere Umgebung beschränkt und verursachen eine Abwehrreaktion mit lokalen Entzündungszeichen. Bakterien können jedoch eine Toxinfernwirkung auslösen, z. B. bei Diphtherie, Scharlach und Tetanus.

Antwort 82

▦ Die Lösung **D** ist richtig.

Das *Pankreaskarzinom* ist zu 70% im Pankreaskopf lokalisiert. Es ist das Karzinom im Gastrointestinaltrakt mit der schlechtesten Prognose, weil es lange kaum oder wenn, nur unspezifische Symptome verursacht und bei Diagnosestellung meist schon Metastasen bestehen.

▶ **Die mittlere Überlebenszeit beträgt ca. 6 Monate.**

Die Behandlung besteht, falls möglich, in einer radikalen Operation und falls nicht, in einer Schmerztherapie und Sterbebegleitung.

83. Jede Rotfärbung des Urins ist eine Beweisführung für eine Makrohämaturie

weil

die Ursache einer Hämaturie immer in dem Organ Niere oder den ableitenden Harnwegen zu suchen ist.

- ☐ A) Die Aussage 1 ist richtig, die Aussage 2 ist richtig, die Verknüpfung ist richtig
- ☐ B) Die Aussage 1 ist richtig, die Aussage 2 ist richtig, die Verknüpfung ist falsch
- ☐ C) Die Aussage 1 ist richtig, die Aussage 2 ist falsch
- ☐ D) Die Aussage 1 ist falsch, die Aussage 2 ist richtig
- ☐ E) Die Aussage 1 ist falsch, die Aussage 2 ist falsch

84. Um eine beginnende Niereninsuffizienz zu diagnostizieren ist es nicht empfehlenswert, den Serum-Kreatinin-Wert bestimmen zu lassen

weil

bei einer Einschränkung der glomerulären Filtrationsrate bis zu 50% der Kreatinin-Wert im Blut normal bleibt.

- ☐ A) Die Aussage 1 ist richtig, die Aussage 2 ist richtig, die Verknüpfung ist richtig
- ☐ B) Die Aussage 1 ist richtig, die Aussage 2 ist richtig, die Verknüpfung ist falsch
- ☐ C) Die Aussage 1 ist richtig, die Aussage 2 ist falsch
- ☐ D) Die Aussage 1 ist falsch, die Aussage 2 ist richtig
- ☐ E) Die Aussage 1 ist falsch, die Aussage 2 ist falsch

85. Bei der Perkussion der gesunden Lunge ergibt sich ein typischer Klopfschall, der als „sonor" bezeichnet wird

weil

der typische Klopfschall bei einer Lungenentzündung als „hypersonor" bezeichnet wird.

- ☐ A) Die Aussage 1 ist richtig, die Aussage 2 ist richtig, die Verknüpfung ist richtig
- ☐ B) Die Aussage 1 ist richtig, die Aussage 2 ist richtig, die Verknüpfung ist falsch
- ☐ C) Die Aussage 1 ist richtig, die Aussage 2 ist falsch
- ☐ D) Die Aussage 1 ist falsch, die Aussage 2 ist richtig
- ☐ E) Die Aussage 1 ist falsch, die Aussage 2 ist falsch

Antwort 83

▬ Die Lösung **E** ist richtig.

Makrohämaturie = *rötlich gefärbter Urin*, Blutung mit dem bloßen Auge sichtbar (ab 0,2 ml Blut pro $^1/_2$ Liter Urin).

Mikrohämaturie = Blutung nur mit Urinteststreifen oder mikroskopisch feststellbar.

Häufigste Ursachen einer Hämaturie sind Entzündungen, Steine und Tumore aus dem Bereich von Niere und ableitenden Harnwegen. Aber auch Ursachen außerhalb des Harnapparats sind möglich, z. B. eine Blutungsneigung oder gynäkologische Blutungen.

Zu Aussage 1: Nicht jede Rotfärbung des Urins ist ein Beweis für eine Blutung. Zum Beispiel können einige Nahrungsmittel (Rote Bete) und Medikamente den Urin rot färben.

Antwort 84

▬ Die Lösung **A** ist richtig.

Bis zu einer Einschränkung der glomerulären Filtrationsrate von 50% bleibt der Kreatinin-Wert im Blut trotz unzureichender Nierenfunktion noch normal. In diesem sog. *kreatininblinden* Bereich erlaubt die Bestimmung der *Kreatinin-Clearance* die genaue Einschränkung der Nierenfunktion. So z. B. bei Patienten mit Diabetes mellitus.

Antwort 85

▬ Die Lösung **C** ist richtig.

Bei der Perkussion über einer gesunden Lunge ergibt sich ein typischer Klopfschall, der als sonor bezeichnet wird. Der Perkussionsschall kann nur Lungengewebe erreichen, welches sich bis zu 5 cm tief in der Lunge befindet. Das tieferliegende Lungengewebe kann somit über diese Untersuchungsmethode auf pathologische Prozesse nicht untersucht werden.

Ein *hypersonorer Klopfschall* findet sich bei erhöhtem Luftgehalt der Lunge, z. B. beim Emphysem oder Pneumothorax. Ein hyposonorer (gedämpfter) Klopfschall findet sich bei luftleerem Gewebe bzw. bei Dämpfung des Lungengewebes, wie z. B. bei einer Pneumonie, Lungenödem, Pleuraerguss oder Pleuraschwarte.

86. **Eine chronische Pyelonephritis kann über viele Jahre hinweg zu einem chronischen Nierenversagen führen**
    weil
    eine chronische Pyelonephritis in der Regel hämatogen erfolgt.

    ☐ A) Die Aussage 1 ist richtig, die Aussage 2 ist richtig, die Verknüpfung ist richtig
    ☐ B) Die Aussage 1 ist richtig, die Aussage 2 ist richtig, die Verknüpfung ist falsch
    ☐ C) Die Aussage 1 ist richtig, die Aussage 2 ist falsch
    ☐ D) Die Aussage 1 ist falsch, die Aussage 2 ist richtig
    ☐ E) Die Aussage 1 ist falsch, die Aussage 2 ist falsch

87. **Ein positiver Tuberkulintest ist eine sichere Diagnose für eine Erkrankung an Tuberkulose**
    weil
    der Tuberkulin-Test bei einer „künstlichen Infektion" mit Impfstämmen nicht positiv reagiert.

    ☐ A) Die Aussage 1 ist richtig, die Aussage 2 ist richtig, die Verknüpfung ist richtig
    ☐ B) Die Aussage 1 ist richtig, die Aussage 2 ist richtig, die Verknüpfung ist falsch
    ☐ C) Die Aussage 1 ist richtig, die Aussage 2 ist falsch
    ☐ D) Die Aussage 1 ist falsch, die Aussage 2 ist richtig
    ☐ E) Die Aussage 1 ist falsch, die Aussage 2 ist falsch

88. **Bei einer akuten Pyelonephritis ist eine antibiotische Behandlung nicht angezeigt**
    weil
    die Pyelonephritis einen unkomplizierten Harnwegsinfekt darstellt und meist von alleine heilt.

    ☐ A) Die Aussage 1 ist richtig, die Aussage 2 ist richtig, die Verknüpfung ist richtig
    ☐ B) Die Aussage 1 ist richtig, die Aussage 2 ist richtig, die Verknüpfung ist falsch
    ☐ C) Die Aussage 1 ist richtig, die Aussage 2 ist falsch
    ☐ D) Die Aussage 1 ist falsch, die Aussage 2 ist richtig
    ☐ E) Die Aussage 1 ist falsch, die Aussage 2 ist falsch

Antwort 86

▬ Die Lösung **C** ist richtig.

Eine *chronische Pyelonephritis* entsteht aus einer nicht abgeheilten akuten Pyelonephritis oder durch akute Schübe rezidivierender Pyelonephritiden. Sie entwickelt sich meist bei chronischen Harnabfluss-Störungen oder nach Instrumentation und Eingriffen an den Harnwegen. Eine chronische Pyelonephritis schreitet meist ohne Behandlung langsam voran und kann über viele Jahre zu einer Niereninsuffizienz führen. Die Klinik einer chronischen PN ist meist uncharakteristisch, z. B. Kopfschmerzen, Müdigkeit, unklare Rückenschmerzen, Gewichtsabnahme, unklares Fieber und erhöhte BSG.

Zu Aussage 2: Eine Pyelonephritis erfolgt durch Bakterien, die in den Harnwegen aufsteigen, sehr selten erfolgt die Infektion über das Blut (= hämatogen)

Antwort 87

▬ Die Lösung **E** ist richtig.

Der *Tuberkulintest* testet die immunologische Reaktion des Körpers auf den Kontakt mit Tuberkulinprotein. 5–6 Wochen nach einer Infektion mit Tuberkelbakterien ist der positive Tuberkulintest ein Ausdruck der zellulären Immunität gegenüber den Erregern. Als **positiv** wird eine Rötung, Schwellung oder Verhärtung bewertet. So ist also ein *positiver Tuberkulintest* immer nur ein Hinweis und nie ein Beweis. Eine sichere Diagnose ist nur durch den Erregernachweis im Magensaft oder Sputum möglich.

Antwort 88

▬ Die Lösung **E** ist richtig.

Die *Pyelonephritis* gehört zu den *komplizierten Harnwegsinfekten*, weil eine Entzündung des Nierenbeckens mit einer Entzündung des Nierenparenchyms gleichzusetzen ist. *Unkomplizierte Harnwegsinfekte* sind Infekte der unteren Harnwege, z. B. eine Zystitis oder Urethritis.

Typische Klinik der Pyelonephritis:

- Plötzlich ansteigendes Fieber (evtl. Schüttelfrost)
- Klopfschmerz der Nierenlager, evtl. mit Rückenschmerzen
- Dysurie (Beschwerden beim Wasserlassen)
- ▶ Bei Fieber und klopfschmerzhaftem Nierenlager nach einer Zystitis immer an eine Pyelonephritis denken!

Zu Aussage 1: Bei der akuten Pyelonephritis ist eine **antibiotische Behandlung, Bettruhe** und **eine reichliche Flüssigkeitszufuhr** (mindestens 2 l täglich) angezeigt.

89. **Ein Patient mit chronischer Glomerulonephritis kann unbedenklich das freiverkäufliche Schmerzmittel Paracetamol zu sich nehmen**
weil
die Prognose bei chronischer Pyelonephritis meist gut ist.

- ☐ A) Die Aussage 1 ist richtig, die Aussage 2 ist richtig, die Verknüpfung ist richtig
- ☐ B) Die Aussage 1 ist richtig, die Aussage 2 ist richtig, die Verknüpfung ist falsch
- ☐ C) Die Aussage 1 ist richtig, die Aussage 2 ist falsch
- ☐ D) Die Aussage 1 ist falsch, die Aussage 2 ist richtig
- ☐ E) Die Aussage 1 ist falsch, die Aussage 2 ist falsch

90. **Für einen Patienten mit Diabetes sind alle Alkoholika mit reichlich Zucker ungeeignet**
weil
ein übergewichtiger Typ-II-Diabetiker unbedingt seine BE pro Tag berechnen muss.

- ☐ A) Die Aussage 1 ist richtig, die Aussage 2 ist richtig, die Verknüpfung ist richtig
- ☐ B) Die Aussage 1 ist richtig, die Aussage 2 ist richtig, die Verknüpfung ist falsch
- ☐ C) Die Aussage 1 ist richtig, die Aussage 2 ist falsch
- ☐ D) Die Aussage 1 ist falsch, die Aussage 2 ist richtig
- ☐ E) Die Aussage 1 ist falsch, die Aussage 2 ist falsch

91. **Bei einem Emphysematiker befindet sich der Brustkorb in Exspirationsstellung**
weil
die Rippen eines Emphysematikers fast horizontal stehen.

- ☐ A) Die Aussage 1 ist richtig, die Aussage 2 ist richtig, die Verknüpfung ist richtig
- ☐ B) Die Aussage 1 ist richtig, die Aussage 2 ist richtig, die Verknüpfung ist falsch
- ☐ C) Die Aussage 1 ist richtig, die Aussage 2 ist falsch
- ☐ D) Die Aussage 1 ist falsch, die Aussage 2 ist richtig
- ☐ E) Die Aussage 1 ist falsch, die Aussage 2 ist falsch

Antwort 89

▬ Die Lösung **E** ist richtig

Eine *Glomerulonephritis* ist eine abakterielle Entzündung der Nieren mit primärer Schädigung der Nierenkörperchen (Glomeruli). Die *akute postinfektiöse GN* geht mit den Leitsymptomen Mikrohämaturie, Proteinurie, Ödeme, Hypertonie, und einer relativ guten Prognose einher. Die *chronische progrediente GN* hat meist undeutliche Symptome und wird häufig erst durch die Zeichen einer Niereninsuffizienz entdeckt. Eine richtige Behandlung einer chronische GN ist in den meisten Fällen nicht möglich. Nierenschädigende Medikamente (z. B. *Paracetamol*) können den Krankheitsverlauf beschleunigen.

Antwort 90

▬ Die Lösung **C** ist richtig

Grundsäule einer *Diabetesbehandlung* ist das Einhalten einer Diät, wobei die Kohlenhydrate eine wesentliche Rolle spielen.

❶ **Menge der Kohlenhydrate:** Maß für die Kohlenhydratmenge ist die Broteinheit (BE), aber nur die insulinspritzenden Diabetiker benötigen die Menge der Broteinheiten um die erforderliche Insulindosis zu berechnen. Der meist übergewichtige Patient mit Diabetes Typ II benötigt nur den Kaloriengehalt der Nahrung.

❷ **Art der Kohlenhydrate:** Polysaccharide (Vielfachzucker) steigern den Blutzucker wesentlich langsamer als Monosaccharide (Einfachzucker)

❸ **Zeitliche Verteilung der Kohlenhydrate:** Eine regelmäßige Verteilung über den Tag in z. B. sechs Mahlzeiten ist am günstigsten.

Zu Aussage 1: Ungeeignet sind auf jeden Fall alle Alkoholika mit reichlich Zucker.

Antwort 91

▬ Die Lösung **D** ist richtig.

Das *Lungenemphysem* entsteht durch eine Überdehnung des Lungengewebes und führt zu einer irreversiblen Zerstörung von Alveolen.

Klinik:

- Belastungsdyspnoe
- chronischer Husten
- Fassthorax mit Zwerchfelltiefstand und breiten Interkostalräumen
- Zyanose
- abgeschwächte Atemgeräusche, leise Herzgeräusche
- hypersonorer Klopfschall

Die Rippen stehen *fast horizontal*, d. h. der Brustkorb befindet sich ständig in Inspirationsstellung. Die Atemgrenzen zw. maximaler Ein- und Ausatmung sind kaum mehr verschieblich (2–4 cm im Vergleich zu ca. 6 cm beim Gesunden).

92. **Die vorherrschende Maßnahme für Patienten mit einem Emphysem ist das absolute Rauchverbot**
weil
die Wiederherstellung der zerstörten Strukturen in der Lunge bei einem Emphysematiker durch das Nichtrauchen möglich ist.

☐ A) Die Aussage 1 ist richtig, die Aussage 2 ist richtig, die Verknüpfung ist richtig
☐ B) Die Aussage 1 ist richtig, die Aussage 2 ist richtig, die Verknüpfung ist falsch
☐ C) Die Aussage 1 ist richtig, die Aussage 2 ist falsch
☐ D) Die Aussage 1 ist falsch, die Aussage 2 ist richtig
☐ E) Die Aussage 1 ist falsch, die Aussage 2 ist falsch

93. **Bei chronischer Bronchitis werden gymnastische Übungen zum Erhalt oder zur Verbesserung der Thoraxbeweglichkeit empfohlen**
weil
es bei der chronischen Bronchitis zu einem bindegewebigen Umbau des Lungengerüstes kommt.

☐ A) Die Aussage 1 ist richtig, die Aussage 2 ist richtig, die Verknüpfung ist richtig
☐ B) Die Aussage 1 ist richtig, die Aussage 2 ist richtig, die Verknüpfung ist falsch
☐ C) Die Aussage 1 ist richtig, die Aussage 2 ist falsch
☐ D) Die Aussage 1 ist falsch, die Aussage 2 ist richtig
☐ E) Die Aussage 1 ist falsch, die Aussage 2 ist falsch

94. **Bei einem akuten Cor pulmonale kommt es zum Pumpversagen der rechten Herzkammer**
weil
die plötzliche Verlegung der Lungenstrombahn zu einer akuten Widerstandserhöhung führt.

☐ A) Die Aussage 1 ist richtig, die Aussage 2 ist richtig, die Verknüpfung ist richtig
☐ B) Die Aussage 1 ist richtig, die Aussage 2 ist richtig, die Verknüpfung ist falsch
☐ C) Die Aussage 1 ist richtig, die Aussage 2 ist falsch
☐ D) Die Aussage 1 ist falsch, die Aussage 2 ist richtig
☐ E) Die Aussage 1 ist falsch, die Aussage 2 ist falsch

Antwort 92

■■ Die Lösung **C** ist richtig.

Eine Wiederherstellung des ursprünglichen Lungengewebes ist nicht möglich. Entscheidend ist es, das weitere Fortschreiten der Erkrankung aufzuhalten. Die Ursache, meist das Rauchen, muss aufgegeben werden, andernfalls schreitet die Erkrankung bis zur respiratorischen Globalinsuffizienz fort.

Antwort 93

■■ Die Lösung **C** ist richtig.

Definition *chronische Bronchitis* (WHO): „Husten und Auswurf an den meisten Tagen von mindestens drei Monaten zweier aufeinander folgender Jahre".

Meist führt das langjährige und regelmäßige Zigarettenrauchen zu einer obstruktiven Lungenerkrankung. Aber auch berufliche oder umweltbedingte Luftverschmutzung, feuchtes und kaltes Klima bei erblicher Disposition und Allergien können zu einer Irritation der Bronchialschleimhaut mit starker Sekretion und nachfolgender Obstruktion (=Verlegung) führen.

Zu Aussage 1: Bei der Behandlung ist es in erster Linie wichtig das Rauchen aufzugeben. Ausdauertraining und gymnastische Übungen führen zu einer besseren Durchblutung und somit zum Erhalt bzw. Regeneration der Lungenstrukturen.

Zu Aussage 2: Ein bindegewebiger Umbau des Lungenparenchyms führt zur Lungenfibrose.

Antwort 94

■■ Die Lösung **A** ist richtig.

Akutes Cor pulmonale = eine Lungenembolie führt zu einer akuten Rechtsherzinsuffizienz.

Chronisches Cor pulmonale = Lungenerkrankungen wie z. B. das Lungenemphysem oder die Lungenfibrose führen zu einer chronischen Rechtsherzinsuffizienz.

95. **Patienten mit Mukoviszidose können nicht geheilt werden**

    weil

    die Mukoviszidose eine autosomal rezessiv vererbte Stoffwechselstörung darstellt.

    ☐ A) Die Aussage 1 ist richtig, die Aussage 2 ist richtig, die Verknüpfung ist richtig

    ☐ B) Die Aussage 1 ist richtig, die Aussage 2 ist richtig, die Verknüpfung ist falsch

    ☐ C) Die Aussage 1 ist richtig, die Aussage 2 ist falsch

    ☐ D) Die Aussage 1 ist falsch, die Aussage 2 ist richtig

    ☐ E) Die Aussage 1 ist falsch, die Aussage 2 ist falsch

96. **Beim Leberkoma kommt es zu einem Anstieg von Ammoniak im Blut**

    weil

    Patienten mit einem Leberkoma die Gefahr einer erhöhten Blutungsneigung besitzen.

    ☐ A) Die Aussage 1 ist richtig, die Aussage 2 ist richtig, die Verknüpfung ist richtig

    ☐ B) Die Aussage 1 ist richtig, die Aussage 2 ist richtig, die Verknüpfung ist falsch

    ☐ C) Die Aussage 1 ist richtig, die Aussage 2 ist falsch

    ☐ D) Die Aussage 1 ist falsch, die Aussage 2 ist richtig

    ☐ E) Die Aussage 1 ist falsch, die Aussage 2 ist falsch

97. **Patienten mit einer psychogen bedingten Hyperventilation entwickeln eine Tetanie**

    weil

    es bei der Hyperventilation zu einem erniedrigtem Kohlendioxidpartialdruck kommt.

    ☐ A) Die Aussage 1 ist richtig, die Aussage 2 ist richtig, die Verknüpfung ist richtig

    ☐ B) Die Aussage 1 ist richtig, die Aussage 2 ist richtig, die Verknüpfung ist falsch

    ☐ C) Die Aussage 1 ist richtig, die Aussage 2 ist falsch

    ☐ D) Die Aussage 1 ist falsch, die Aussage 2 ist richtig

    ☐ E) Die Aussage 1 ist falsch, die Aussage 2 ist falsch

Antwort 95

▬ Die Lösung **A** ist richtig.

Die *Mukoviszidose* (= zystische Fibrose) ist eine Erbkrankheit, bei der es in allen exokrinen Drüsen zu einer vermehrten Bildung eines zähen Schleims kommt. Dieser pathologische Vorgang betrifft das Bronchialsystem, den Dünndarm, die Bauchspeicheldrüse, die Gallenwege, die Geschlechtsdrüsen und die Schweißdrüsen.

Klinik:

- Lungensymptome (chronischer Husten, wiederkehrende Bronchialinfekte, Bronchiektasen, Emphysem, Pneumothorax, respiratorische Insuffizienz)
- Verdauungsstörungen mit chronischen Durchfällen auf Grund exokriner Pankreasinsuffizienz

Die **Lebenserwartung** dieser Patienten ist **stark herabgesetzt.**

Antwort 96

▬ Die Lösung **B** ist richtig.

Folgen des bindegewebigen Umbaus der Leber sind u. a.:

▷ Pfortaderhochdruck (portale Hypertension) mit den klinischen Erscheinungsformen von Medusenhaupt, Ösophagusvarizen und äußeren Hämorrhoiden

▷ Ungenügende Bildung von Gerinnungsfaktoren mit *einer erhöhten Blutungsneigung* (hämorrhagische Diathese)

▷ Mangelnder Abbau von Geschlechtshormonen mit weiblicher Brustentwicklung (= Gynäkomastie) bei Männern, Hodenatrophie und Potenzabnahme

▷ Störung der endogenen Entgiftungsfunktion mit einem Anstieg von Ammoniak (hepatische Enzephalopathie) und der Gefahr des Leberkomas.

Antwort 97

▬ Die Lösung **A** ist richtig.

Eine *Hyperventilation* führt zu einer respiratorischen Alkalose. Durch das gesteigerte Atemvolumen kommt es zu einer vermehrten Abatmung von Kohlendioxid mit einem erniedrigtem Kohlendioxidpartialdruck (pCO_2 ↓). Der pH-Wert des Blutes steigt über 7,44, das ionisierte Kalzium verringert sich und es entsteht eine *Hyperventilationstetanie*. Die übermäßig beschleunigte Atmung ist meist psychosomatisch bedingt, aber auch Fieber, Erkrankungen des Zentralnervensystems (z. B. Meningitis) oder eine Blutvergiftung können die Ursache sein.

98. **Patienten mit Akromegalie leiden vornehmlich unter einer Vergrößerung der distalen Körperteile**
weil
die Epiphysenfuge bei Erwachsenen verknöchert ist.

- ☐ A) Die Aussage 1 ist richtig, die Aussage 2 ist richtig, die Verknüpfung ist richtig
- ☐ B) Die Aussage 1 ist richtig, die Aussage 2 ist richtig, die Verknüpfung ist falsch
- ☐ C) Die Aussage 1 ist richtig, die Aussage 2 ist falsch
- ☐ D) Die Aussage 1 ist falsch, die Aussage 2 ist richtig
- ☐ E) Die Aussage 1 ist falsch, die Aussage 2 ist falsch

99. **Beim Vollbild einer Hypothyreose sind die Reflexe typischerweise gesteigert**
weil
die Haut eines Patienten mit Hypothyreose teigig geschwollen sein kann.

- ☐ A) Die Aussage 1 ist richtig, die Aussage 2 ist richtig, die Verknüpfung ist richtig
- ☐ B) Die Aussage 1 ist richtig, die Aussage 2 ist richtig, die Verknüpfung ist falsch
- ☐ C) Die Aussage 1 ist richtig, die Aussage 2 ist falsch
- ☐ D) Die Aussage 1 ist falsch, die Aussage 2 ist richtig
- ☐ E) Die Aussage 1 ist falsch, die Aussage 2 ist falsch

100. **Ein Patient mit primärer Nebennierenrindeninsuffizienz fällt mit einer Hyperpigmentierung von nicht sonnenbeschienener Hautbezirke auf**
weil
bei primärer Nebennierenrindeninsuffizienz das Hormon ACTH erniedrigt ist.

- ☐ A) Die Aussage 1 ist richtig, die Aussage 2 ist richtig, die Verknüpfung ist richtig ˙
- ☐ B) Die Aussage 1 ist richtig, die Aussage 2 ist richtig, die Verknüpfung ist falsch
- ☐ C) Die Aussage 1 ist richtig, die Aussage 2 ist falsch
- ☐ D) Die Aussage 1 ist falsch, die Aussage 2 ist richtig
- ☐ E) Die Aussage 1 ist falsch, die Aussage 2 ist falsch

Antwort 98

▬ Die Lösung **A** ist richtig.

Akromegalie bedeutet eine vermehrte Produktion und Ausschüttung von STH (Wachstumshormon). Häufig sind Adenome im Hypophysenvorderlappen dafür verantwortlich. Ist der Krankheitsbeginn vor Schluss der Epiphysenfugen, so kommt es zum wohlproportionierten Riesenwuchs (Gigantismus). Liegt aber der Ausbruch der Krankheit nach der Verknöcherung der *Epiphysenfugen*, kommt es nicht zum Längenwachstum, sondern zu einem Wachstum der Akren, d. h. der distalen Körperteile (Akromegalie). Der Verlauf ist schleichend.

- Vergröberung der Gesichtszüge
- Vergrößerung von Händen und Füßen
- Zunahme des Kopfumfangs (Hutgröße!)
- Kloßige Sprache durch Vergrößerung des Kehlkopfs
- Vergrößerung der inneren Organe
- Häufig Kopf- und Gliederschmerzen

Antwort 99

▬ Die Lösung **D** ist richtig.

Eine *Hypothyreose* kann schleichend mit chronischer Müdigkeit, Antriebslosigkeit und Depression oder als Vollbild verlaufen:

- Generalisiertes Myxödem
- Gewichtszunahme trotz Appetitlosigkeit, Obstipation
- Kälteempfindlichkeit, trockene und kühle Haut
- dickes, brüchiges Haar
- tiefe und raue Stimme
- Bradykardie, Hypotonie
- Reflexe verlangsamt

Zu Aussage 2: Beim generalisierten Myxödem ist die Haut kühl, blass, trocken und teigig geschwollen.

Antwort 100

▬ Die Lösung **C** ist richtig.

Die *primäre NNR-Insuffizienz* (Morbus Addison) entsteht meist durch Autoimmunprozeße (80%), Infektionskrankheiten (Tuberkulose, AIDS) oder Karzinome oder Metastasen in der Nebennierenrinde. Durch den sinkenden Hormonspiegel der NNR-Hormone kommt es zu einer reflektorisch gesteigerten Produktion von ACTH aus dem Hypophysenvorderlappen. Jedes Mal wenn ein Molekül ACTH aus dem HVL freigesetzt wird, kommt es gleichzeitig auch zu einer Freisetzung eines Moleküls MSH (Melanozytenstimulierendes Hormon). Dieses führt zum Leitsymptom, einer hyperpigmentierten Haut. Die Unterscheidung vom Urlauber ist, dass der Kranke auch z. B. seine Handflächen und Fußsohlen pigmentiert hat.

Zu Aussage 2: Bei der primären NNR-Insuffizienz kommt es zu einem *erhöhtem ACTH-Spiegel* im Blut.

101. **Der größte Teil des Cholesterins wird aus der Nahrung aufgenommen**

weil

Cholesterin in Gallensäuren umgewandelt wird.

- ☐ A) Die Aussage 1 ist richtig, die Aussage 2 ist richtig, die Verknüpfung ist richtig
- ☐ B) Die Aussage 1 ist richtig, die Aussage 2 ist richtig, die Verknüpfung ist falsch
- ☐ C) Die Aussage 1 ist richtig, die Aussage 2 ist falsch
- ☐ D) Die Aussage 1 ist falsch, die Aussage 2 ist richtig
- ☐ E) Die Aussage 1 ist falsch, die Aussage 2 ist falsch

102. **Morbus Parkinson gilt als eine typische Alterserkrankung**

weil

Parkinson-Patienten immer älter als 55 Jahre sind.

- ☐ A) Die Aussage 1 ist richtig, die Aussage 2 ist richtig, die Verknüpfung ist richtig
- ☐ B) Die Aussage 1 ist richtig, die Aussage 2 ist richtig, die Verknüpfung ist falsch
- ☐ C) Die Aussage 1 ist richtig, die Aussage 2 ist falsch
- ☐ D) Die Aussage 1 ist falsch, die Aussage 2 ist richtig
- ☐ E) Die Aussage 1 ist falsch, die Aussage 2 ist falsch

103. **Eine Patientin kommt zu Ihnen und benötigt eine Auskunft. Sie stillt einen 5 Monate alten Säugling und ihre Mutter, die immer auf den Kleinen aufgepasst hat, ist an Herpes zoster erkrankt. Sie raten der Patientin einen weiteren Kontakt mit ihrer Mutter ab**

weil

der Bläscheninhalt bei Herpes zoster infektiös ist.

- ☐ A) Die Aussage 1 ist richtig, die Aussage 2 ist richtig, die Verknüpfung ist richtig
- ☐ B) Die Aussage 1 ist richtig, die Aussage 2 ist richtig, die Verknüpfung ist falsch
- ☐ C) Die Aussage 1 ist richtig, die Aussage 2 ist falsch
- ☐ D) Die Aussage 1 ist falsch, die Aussage 2 ist richtig
- ☐ E) Die Aussage 1 ist falsch, die Aussage 2 ist falsch

Antwort 101

▬ Die Lösung **D** ist richtig.

Der größte Teil des *Cholesterins* wird von der Leber synthetisiert, ein kleiner Teil wird aus der Nahrung aufgenommen. Cholesterin wird für die Stress- und Sexualhormone, für die Synthese von Vitamin D und für die Herstellung von *Gallensäuren* benötigt. Außerdem ist Cholesterin ein wesentlicher Bestandteil der Zellwände.

Cholesterin wird durch die verschiedenen Transportpartikel unterschieden. Die Leber gibt das Cholesterin als VLDL (Very Low Density Lipoprotein) in das Blut ab. Dort wird das VLDL nach einiger Zeit zu LDL (Low Density Lipoprotein) umgebaut. VLDL und LDL transportieren Cholesterin in die Zellen und sie sind es auch, die sich an arterielle Gefäßwände anlagern können und eine Arteriosklerose verursachen bzw. beschleunigen. Das „gute" HDL-Cholesterin kann überschüssiges Cholesterin aus den Zellen aufnehmen und sogar Cholesterin aus den Ablagerungen an den Gefäßinnenwänden herauslösen (solange die Plaques noch nicht verhärtet sind).

Antwort 102

▬ Die Lösung **C** ist richtig.

Diese Fragestellung ist ein wenig gemein, aber doch klar zu beantworten. Das *Parkinson-Syndrom* gilt als eine typische Alterserkrankung, weil 1% der über 60-Jährigen (besonders Männer) diese Erkrankung aufweisen. Allerdings gibt es schon Parkinson-Patienten, die jünger als 40 Jahre sind.

▶ **Das Wort „immer" in Aussagen ist fast immer falsch.**

Antwort 103

▬ Die Lösung **A** ist richtig.

Herpes zoster (= Gürtelrose) ist ein Spätrezidiv des Varicella-Zoster-Virus, welches in der Kindheit die Windpocken verursacht. Bei der Gürtelrose kommt es zu einem typischen Hautausschlag, der aus vielen kleinen Bläschen besteht und vor allem bei älteren Menschen vorkommt. Der Bläscheninhalt ist infektiös und kann Kinder ohne Immunität nach Kontakt an Windpocken erkranken lassen.

Klinik:

- Prodromalerscheinungen wie Fieber und Krankheitsgefühl
- Halbgürtelförmiges, manchmal sehr schmerzhaftes Exanthem, welches dem der Windpocken sehr ähnelt.

104. **Ein retrosternaler Schmerz ist beweisend auf Pneumothorax**

weil

ein Spontanpneumothorax vor allem bei jungen Frauen zu finden ist.

- ☐ A) Die Aussage 1 ist richtig, die Aussage 2 ist richtig, die Verknüpfung ist richtig
- ☐ B) Die Aussage 1 ist richtig, die Aussage 2 ist richtig, die Verknüpfung ist falsch
- ☐ C) Die Aussage 1 ist richtig, die Aussage 2 ist falsch
- ☐ D) Die Aussage 1 ist falsch, die Aussage 2 ist richtig
- ☐ E) Die Aussage 1 ist falsch, die Aussage 2 ist falsch

105. **Bei einem Kleinkind von 2 Jahren wird die Pulsfrequenz von 110 Schlägen in der Minute als Tachykardie bezeichnet**

weil

Erwachsene wesentlich weniger Herzschläge pro Minute aufweisen als Kleinkinder.

- ☐ A) Die Aussage 1 ist richtig, die Aussage 2 ist richtig, die Verknüpfung ist richtig
- ☐ B) Die Aussage 1 ist richtig, die Aussage 2 ist richtig, die Verknüpfung ist falsch
- ☐ C) Die Aussage 1 ist richtig, die Aussage 2 ist falsch
- ☐ D) Die Aussage 1 ist falsch, die Aussage 2 ist richtig
- ☐ E) Die Aussage 1 ist falsch, die Aussage 2 ist falsch

106. **Die koronare Herzkrankheit kann sich in retrosternalen Schmerzen äußern**

weil

die koronare Herzkrankheit zu Herzrhythmusstörungen führen kann.

- ☐ A) Die Aussage 1 ist richtig, die Aussage 2 ist richtig, die Verknüpfung ist richtig
- ☐ B) Die Aussage 1 ist richtig, die Aussage 2 ist richtig, die Verknüpfung ist falsch
- ☐ C) Die Aussage 1 ist richtig, die Aussage 2 ist falsch
- ☐ D) Die Aussage 1 ist falsch, die Aussage 2 ist richtig
- ☐ E) Die Aussage 1 ist falsch, die Aussage 2 ist falsch

Antwort 104

░░ Die Lösung **E** ist richtig.

Hinter einem *retrosternalem Schmerz* können verschiedenste Krankheitsbilder ursächlich sein:

▷ Herzinfarkt
▷ Koronare Herzkrankheit = KHK
▷ Myokarditis, Perikarditis
▷ Pneumothorax
▷ Lungenembolie
▷ Schmerzausstrahlungen bei Erkrankungen des Magen-Darmtraktes

Dabei gilt: **Jeder akute retrosternale Schmerz** (wegen der Örtlichkeit auch als Herzschmerz bezeichnet) wird bis zum Beweis des Gegenteils als **bedrohlich** eingestuft.

Zu Aussage 2: Der Spontanpneu tritt bevorzugt bei jungen asthenischen Männern auf.

Antwort 105

░░ Die Lösung **D** ist richtig.

Bei Erwachsenen liegt der **Normalwert** der Pulsfrequenz zwischen **60–75 pro Minute**. Im hohen Lebensalter sind 80–85 Schläge/Min. normal. Liegt die Pulsfrequenz beim Erwachsenen **über 100 Schlägen pro Minute**, wird von einer *Tachykardie* gesprochen. Von einer Bradykardie beim Erwachsenen spricht man, wenn der Herzschlag pro Minute unter 60 liegt.

▶ Bei *Kleinkindern* liegt die Herzfrequenz pro Minute wesentlich höher: **100–120 Schläge/Minute.**
▶ Menschen, die Leistungssport betreiben, haben in Ruhe eine wesentlich geringere Pulsfrequenz.

Antwort 106

░░ Die Lösung **B** ist richtig.

Die *koronare Herzkrankheit* (KHK) stellt eine Durchblutungsstörung des Herzens aufgrund einer Koronarsklerose dar. Unbeeinflußbare Risikofaktoren sind familiäre Disposition, hohes Lebensalter und männliches Geschlecht. Als beeinflussbare Risikofaktoren erster Ordnung gelten: Hypercholesterinämie, Hypertonie, Fettsucht, Diabetes mellitus, langjähriger Zigarettenkonsum. Risikofaktoren zweiter Ordnung sind: Negativer Stress, Bewegungsmangel, Menschen mit ehrgeiziger und aggressiver Persönlichkeit.

Die KHK macht in der Entstehungsphase keine Symptome, erst später bei zunehmendem Koronarverschluß kann es zu Angina pectoris, *Herzrhythmusstörungen*, Herzinfarkt, Herzinsuffizienz und plötzlichem Herztod kommen.

107. Unter dem Sternum befindet sich zu $^2/_3$ das rechte Herz und zu $^1/_3$ das linke Herz
weil
das Herz in der Herzachse nach links verdreht ist.

- ☐ A) Die Aussage 1 ist richtig, die Aussage 2 ist richtig, die Verknüpfung ist richtig
- ☐ B) Die Aussage 1 ist richtig, die Aussage 2 ist richtig, die Verknüpfung ist falsch
- ☐ C) Die Aussage 1 ist richtig, die Aussage 2 ist falsch
- ☐ D) Die Aussage 1 ist falsch, die Aussage 2 ist richtig
- ☐ E) Die Aussage 1 ist falsch, die Aussage 2 ist falsch

108. Eine hypertensive Krise kann zu einer akuten Linksherzinsuffizienz führen
weil
eine hypertensive Krise eine Entgleisung des Bluthochdrucks mit Blutdruckwerten über 230/120 mmHg darstellt.

- ☐ A) Die Aussage 1 ist richtig, die Aussage 2 ist richtig, die Verknüpfung ist richtig
- ☐ B) Die Aussage 1 ist richtig, die Aussage 2 ist richtig, die Verknüpfung ist falsch
- ☐ C) Die Aussage 1 ist richtig, die Aussage 2 ist falsch
- ☐ D) Die Aussage 1 ist falsch, die Aussage 2 ist richtig
- ☐ E) Die Aussage 1 ist falsch, die Aussage 2 ist falsch

109. Die Anwendung von 80%igen Alkohol ist ein amtlich zugelassenes Sterilisationsverfahren
weil
80%iger Alkohol die vollkommene Abtötung von Erregern vollzieht.

- ☐ A) Die Aussage 1 ist richtig, die Aussage 2 ist richtig, die Verknüpfung ist richtig
- ☐ B) Die Aussage 1 ist richtig, die Aussage 2 ist richtig, die Verknüpfung ist falsch
- ☐ C) Die Aussage 1 ist richtig, die Aussage 2 ist falsch
- ☐ D) Die Aussage 1 ist falsch, die Aussage 2 ist richtig
- ☐ E) Die Aussage 1 ist falsch, die Aussage 2 ist falsch

Antwort 107

▦ Die Lösung **D** ist richtig.

Der Herz befindet sich **hinter** dem *Sternum* im Mediastinum zu $^2/_3$ rechts und $^1/_3$ links der Körpermittellinie. Direkt unter dem Brustbein findet sich das rechte Herz, weil das *Herz in der Herzachse* nach links verdreht ist. Die anatomische Herzachse verlauft diagonal von rechts oben hinten nach links unten vorne (wie die rechte Hand in der rechten Hosentasche).

Antwort 108

▦ Die Lösung **A** ist richtig.

Eine *hypertensive Krise* gilt als Komplikation des Bluthochdrucks, kann aber auch bei normalen Blutdruckwerten auftreten. Es kommt zu einer plötzlich auftretenden **schweren Blutdruckerhöhung (> 230/120 mmHg)** mit Gefahr von schweren Organschäden:

- Hochdruckenzephalopathie mit Gefahr eines Apoplex (Kopfschmerzen, Schwindel, Übelkeit, Erbrechen, Sehstörungen)
- Herzrhythmusstörungen
- Angina pectoris
- Akute Linksherzinsuffizienz mit Gefahr eines Lungenödems
- Oligurie, Anurie

Antwort 109

▦ Die Lösung **E** ist richtig.

Das für den **HP wichtige Sterilisationsverfahren** ist das thermische Verfahren:

- ▷ Heißluftsterilisator, trockene Hitze für Glas, Keramik und Metall, 30 Minuten bei 180°C
- ▷ Dampfdrucksterilisator (Autoklav), feuchte Hitze für Textilien, Gummi und Instrumente, 20 Minuten bei 120°C und 1 bar, 5 Minuten bei 134°C und 2 bar

Außerdem gibt es noch das physikalische Verfahren mit energiereicher Strahlung (Verwendung bei Einmalartikel, Verbandsstoffe und Handschuhe), das chemische Verfahren mit z. B. Äthylenoxidgas und die Sterilfiltration, die sich nur für Flüssigkeiten und Gase eignet.

Zu Aussage 1+2: *80%iger Äthylalkohol* (oder *70%iger Isopropylalkohol*) eignet sich nur für die Desinfektion. Es kommt zu einer Reduzierung von Keimen, aber nicht zu einer völligen Keimentfernung, das wäre die Sterilisation.

110. **AIDS ist eine epidemische Seuche**
weil
eine Epidemie ein zeitlich unbegrenztes Auftreten einer Infektion in einem bestimmten Gebiet darstellt.

- ☐ A) Die Aussage 1 ist richtig, die Aussage 2 ist richtig, die Verknüpfung ist richtig
- ☐ B) Die Aussage 1 ist richtig, die Aussage 2 ist richtig, die Verknüpfung ist falsch
- ☐ C) Die Aussage 1 ist richtig, die Aussage 2 ist falsch
- ☐ D) Die Aussage 1 ist falsch, die Aussage 2 ist richtig
- ☐ E) Die Aussage 1 ist falsch, die Aussage 2 ist falsch

111. **Bei einem Patienten mit progredient chronischer Polyarthritis ist eine aktive Impfung kontraindiziert**
weil
eine passive Impfung den Impfschutz nur für 1–2 Monate aufrecht erhält.

- ☐ A) Die Aussage 1 ist richtig, die Aussage 2 ist richtig, die Verknüpfung ist richtig
- ☐ B) Die Aussage 1 ist richtig, die Aussage 2 ist richtig, die Verknüpfung ist falsch
- ☐ C) Die Aussage 1 ist richtig, die Aussage 2 ist falsch
- ☐ D) Die Aussage 1 ist falsch, die Aussage 2 ist richtig
- ☐ E) Die Aussage 1 ist falsch, die Aussage 2 ist falsch

112. **Die Inkubationszeit einer Pneumocystis-carinii-Pneumonie eines an einer HIV-Infektion erkrankten Patienten beträgt in der Regel 2–6 Wochen**
weil
die Inkubationszeit den Zeitraum zwischen dem Eindringen der Erreger in den Organismus und den Abklingen der Symptomatik darstellt.

- ☐ A) Die Aussage 1 ist richtig, die Aussage 2 ist richtig, die Verknüpfung ist richtig
- ☐ B) Die Aussage 1 ist richtig, die Aussage 2 ist richtig, die Verknüpfung ist falsch
- ☐ C) Die Aussage 1 ist richtig, die Aussage 2 ist falsch
- ☐ D) Die Aussage 1 ist falsch, die Aussage 2 ist richtig
- ☐ E) Die Aussage 1 ist falsch, die Aussage 2 ist falsch

Antwort 110

▬ Die Lösung **E** ist richtig.

Epidemie stellt das gehäufte Auftreten einer Infektionskrankheit in einer bestimmten Zeit und einem *bestimmten Gebiet* dar.

Endemie ist ein zeitlich unbegrenztes Auftreten einer Infektionskrankheit in einem bestimmten Gebiet.

Pandemie bedeutet das Auftreten einer Infektionskrankheit über Länder und Kontinente hinaus und ist zeitlich unbeschränkt (z. B. bei Influenza oder AIDS).

Antwort 111

▬ Die Lösung **B** ist richtig.

Bei der *aktiven Impfung* werden dem Körper nicht vermehrungsfähige und abgeschwächte Krankheitserreger bzw. deren Antigene oder inaktivierte Toxine giftbildender Bakterien zugeführt. Das Ziel ist, eine Antikörperbildung gegen den betreffenden Erreger zu erreichen und somit den Körper immun zu machen, weil eine Antikörperbildung auch eine Bildung von Gedächtniszellen voraussetzt.

Allerdings darf der Patient nur geimpft werden, wenn er vollständig gesund ist, d. h. keine Infektionskrankheiten, keine schweren Organerkrankungen, keine allergische Erkrankungen, keine autoaggressiven Krankheiten (z. B. chronische Polyarthritis). Der Impfschutz bei einer aktiven Impfung ist nach ca. 2 Wochen vollständig.

Zu Aussage 2: Bei Verdacht auf akute Infektion hilft nur die passive Impfung. Hier werden dem Organismus fertige Immunglobuline zugeführt. Der *Impfschutz* besteht nur 1–2 Monate, weil der Körper nicht zur eigenen Antikörperproduktion angeregt wird.

Antwort 112

▬ Die Lösung **E** ist richtig.

Zu Aussage 1: Bei der *Pneumocystis-carinii-Infektion* eines AIDS-Patienten handelt es sich um eine opportunistische Infektion. Diese Erreger haben sich bereits auf oder im menschlichen Organismus befunden und sind erst durch die Immunschwäche pathogen geworden. Von einer *Inkubationszeit* kann man hier nicht sprechen, weil es sich um eine endogene Infektion handelt.

Zu Aussage 2: Die Inkubationszeit ist der Zeitraum zwischen dem Eindringen der Erreger in den Organismus und dem Auftreten der ersten Krankheitssymptome.

113. **Der Flüssigkeitsverlust über die Haut beträgt in unseren Breiten ohne besondere körperliche Aktivitäten etwa ¹/₂ Liter**
weil
der durchschnittliche Wasserbedarf pro Tag in unseren Breiten und im Ruhezustand etwa 1,5 Liter beträgt.

- ☐ A) Die Aussage 1 ist richtig, die Aussage 2 ist richtig, die Verknüpfung ist richtig
- ☐ B) Die Aussage 1 ist richtig, die Aussage 2 ist richtig, die Verknüpfung ist falsch
- ☐ C) Die Aussage 1 ist richtig, die Aussage 2 ist falsch
- ☐ D) Die Aussage 1 ist falsch, die Aussage 2 ist richtig
- ☐ E) Die Aussage 1 ist falsch, die Aussage 2 ist falsch

114. **Die Frühsommermeningoenzephalitis (FSME) wird durch Tröpfcheninfektion übertragen**
weil
die Frühsommermeningoenzephalitis anfänglich mit grippeähnlichen Symptomen einhergehen kann.

- ☐ A) Die Aussage 1 ist richtig, die Aussage 2 ist richtig, die Verknüpfung ist richtig
- ☐ B) Die Aussage 1 ist richtig, die Aussage 2 ist richtig, die Verknüpfung ist falsch
- ☐ C) Die Aussage 1 ist richtig, die Aussage 2 ist falsch
- ☐ D) Die Aussage 1 ist falsch, die Aussage 2 ist richtig
- ☐ E) Die Aussage 1 ist falsch, die Aussage 2 ist falsch

115. **Einen Patienten mit Schocksymptomen bringen Sie in die stabile Seitenlage**
weil
die stabile Seitenlage einen Bewusstlosen vor Aspiration mit Erbrochenem schützt.

- ☐ A) Die Aussage 1 ist richtig, die Aussage 2 ist richtig, die Verknüpfung ist richtig
- ☐ B) Die Aussage 1 ist richtig, die Aussage 2 ist richtig, die Verknüpfung ist falsch
- ☐ C) Die Aussage 1 ist richtig, die Aussage 2 ist falsch
- ☐ D) Die Aussage 1 ist falsch, die Aussage 2 ist richtig
- ☐ E) Die Aussage 1 ist falsch, die Aussage 2 ist falsch

Antwort 113

━━ Die Lösung **C** ist richtig.

Im Ruhezustand und in unseren Breiten beträgt die tägliche Wasseraufnahme über Flüssigkeiten ca. 1500 ml und über die Nahrung ca. 1000 ml. Demgegenüber teilt sich der *Flüssigkeitsverlust* von 2500 ml wie folgt auf: Durch die Niere über den Harn ca. 1500 ml, über die Haut ca. 500 ml, über die Lunge durch die Atemluft ca. 400 ml und über den Stuhl ca. 100 ml. Die benötigte Flüssigkeitsmenge hängt neben dem Wärmefaktor auch vom Lebensalter ab. Kleinkinder benötigen mehr Flüssigkeit, weil sie im Verhältnis zur Körpergröße mehr Flüssigkeit verlieren.

Zu Aussage 2: Der *durchschnittliche Wasserbedarf* beträgt ungefähr **2,5 Liter**, mindestens aber **zwei Liter pro Tag**.

Antwort 114

━━ Die Lösung **D** ist richtig.

Die FSME wird über die Schildzecke übertragen. Erreger ist das FSME-Virus (Gruppe der Togaviren). Die Inkubationszeit beträgt ungefähr 7–10 Tage. Die Erkrankung ist epidemisch (z. B. in Baden-Württemberg!) und jahreszeitlich bedingt, mit relativ guter Prognose.

Klinik:

- Fieberanstieg mit grippalen oder gastrointestinalen Symptomen
- fieberfreies Intervall, ca. 4–5 Tagen
- erneuter Fieberanstieg mit Meningitis oder Meningoenzephalitis und deren Zeichen (z. B. Kernig, Brudzinsky, Lasegue, Opisthotonus, Kniekussphänomen)

Antwort 115

━━ Die Lösung **D** ist richtig.

Ein bewusstloser Patient mit erhaltenen Atem- und Kreislauffunktionen wird in die stabile Seitenlage gebracht. Diese spezielle Lagerung soll den Bewusstlosen davor schützen, dass Erbrochenes in die Lunge gelangt. In der stabilen Seitenlage kann das Erbrochene seitlich aus der Mundhöhle herausfließen. Ein *Schockpatient* ist in den Ersten 10 Minuten ansprechbar und wird in die *Schocklage* mit erhöhten Beinen gebracht. Dadurch wird der venöse Rückstrom verbessert.

▶ Einen Patienten mit Schock erkennt man an einem schneller und schwächer werdenden, schließlich kaum noch tastbaren Puls.

116. **Die Lyme-Borreliose wird durch Zecken übertragen**
weil
die Lyme-Borreliose zu chronischen Hautveränderungen führen kann.

- ☐ A) Die Aussage 1 ist richtig, die Aussage 2 ist richtig, die Verknüpfung ist richtig
- ☐ B) Die Aussage 1 ist richtig, die Aussage 2 ist richtig, die Verknüpfung ist falsch
- ☐ C) Die Aussage 1 ist richtig, die Aussage 2 ist falsch
- ☐ D) Die Aussage 1 ist falsch, die Aussage 2 ist richtig
- ☐ E) Die Aussage 1 ist falsch, die Aussage 2 ist falsch

117. **Die einzige wirksame Maßnahme bei Tollwut ist die sofortige Impfung schon bei Verdacht**
weil
eine Therapie nach Ausbruch der Krankheit nicht mehr möglich ist.

- ☐ A) Die Aussage 1 ist richtig, die Aussage 2 ist richtig, die Verknüpfung ist richtig
- ☐ B) Die Aussage 1 ist richtig, die Aussage 2 ist richtig, die Verknüpfung ist falsch
- ☐ C) Die Aussage 1 ist richtig, die Aussage 2 ist falsch
- ☐ D) Die Aussage 1 ist falsch, die Aussage 2 ist richtig
- ☐ E) Die Aussage 1 ist falsch, die Aussage 2 ist falsch

118. **Ornithose führt häufig zu einer Lungenentzündung**
weil
Ornithose in der Regel über Nahrungsmittel übertragen wird.

- ☐ A) Die Aussage 1 ist richtig, die Aussage 2 ist richtig, die Verknüpfung ist richtig
- ☐ B) Die Aussage 1 ist richtig, die Aussage 2 ist richtig, die Verknüpfung ist falsch
- ☐ C) Die Aussage 1 ist richtig, die Aussage 2 ist falsch
- ☐ D) Die Aussage 1 ist falsch, die Aussage 2 ist richtig
- ☐ E) Die Aussage 1 ist falsch, die Aussage 2 ist falsch

Antwort 116

▬ Die Lösung **B** ist richtig.

Die *Lyme-Borreliose* wird durch den *Biss einer Zecke* übertragen (in 50 % d. F. bleibt der Biss unbemerkt). Erreger ist Borrelia Burgdorferi. Die Lyme-Borreliose ist nicht meldepflichtig, aber das Rückfallfieber, welches von Borrelia recurrentis und Borrelia duttoni verursacht wird, ist bei Verdacht, Erkrankung und Tod dem Gesundheitsamt zu melden.

Frühsymptomatik:

- unspezifische Allgemeinsymptome wie Kopf-, Glieder- und Muskelschmerzen, evtl. Fieber
- Meist an der Zeckenbiss-Stelle: Erythema migrans (=wandernd), Knötchen oder Fleck an der Biss-Stelle, juckt nicht

Mögliche Spätsymptomatik:

- Lyme-Arthritis (Mono- oder Oligoarthritis)
- Meningitis
- Myokarditis mit Reizleitungsstörungen
- Akrodermatitis chronica athrophicans (Atrophie des subkutanen Fettgewebes)

Antwort 117

▬ Die Lösung **A** ist richtig.

Tollwut wird durch den infektiösen Speichel erkrankter Tiere übertragen. Das Tollwutvirus dringt durch verletzte Hautstellen in den Körper ein und gelangt innerhalb der Nervenfasern zum ZNS. Nach einer Inkubationszeit von ca. 3 Wochen bis 3 Monate kommt es zum Ausbruch der Erkrankung.

▶ Dabei gilt: je näher die Eintrittspforte zum ZNS liegt, desto kürzer ist die Inkubationszeit.

Ist die Tollwut erst einmal ausgebrochen, kommt es (fast) immer zu einem letalem Ausgang. Die *einzige wirksame Maßnahme* ist, schon bei Verdacht den Patienten einer passiven Impfung zu unterziehen.

Antwort 118

▬ Die Lösung **C** ist richtig

Die *Ornithose* (= Papageienkrankheit) wird vor allem durch Vögel übertragen. Erreger sind Chlamydien. Die Übertragung erfolgt vom Tier auf den Menschen meist durch Tröpfcheninfektion. Die Inkubationszeit beträgt 1–2 Wochen.

Klinik:

- Kontinua-Fieber
- atypische Pneumonie mit trockenem Husten und wenig Auswurf
- evtl. typhöser Verlauf mit Benommenheit, relative Bradykardie, Milzschwellung, Roseolen
- evtl. meningitischer Verlauf mit starken Kopfschmerzen und entsprechenden Symptomen

119. **Komplikation bei Mumps ist eine akute Entzündung der Bauchspeicheldrüse**
weil
der anatomische Aufbau der Speicheldrüsen mit dem der Bauchspeicheldrüse ähnlich ist.

- ☐ A) Die Aussage 1 ist richtig, die Aussage 2 ist richtig, die Verknüpfung ist richtig
- ☐ B) Die Aussage 1 ist richtig, die Aussage 2 ist richtig, die Verknüpfung ist falsch
- ☐ C) Die Aussage 1 ist richtig, die Aussage 2 ist falsch
- ☐ D) Die Aussage 1 ist falsch, die Aussage 2 ist richtig
- ☐ E) Die Aussage 1 ist falsch, die Aussage 2 ist falsch

120. **Der in der Leber gebildete Gallensaft spaltet im Dünndarm Eiweiße und Zucker auf**
weil
alle Nährstoffe, die im Dünndarm aufgenommen werden, über die Pfortader zur Leber transportiert werden.

- ☐ A) Die Aussage 1 ist richtig, die Aussage 2 ist richtig, die Verknüpfung ist richtig
- ☐ B) Die Aussage 1 ist richtig, die Aussage 2 ist richtig, die Verknüpfung ist falsch
- ☐ C) Die Aussage 1 ist richtig, die Aussage 2 ist falsch
- ☐ D) Die Aussage 1 ist falsch, die Aussage 2 ist richtig
- ☐ E) Die Aussage 1 ist falsch, die Aussage 2 ist falsch

121. **Zystenniere und Nierenzyste sind zwei Synonyme für eine Nierenerkrankung**
weil
eine Zystenniere meist symptomlos bleibt.

- ☐ A) Die Aussage 1 ist richtig, die Aussage 2 ist richtig, die Verknüpfung ist richtig
- ☐ B) Die Aussage 1 ist richtig, die Aussage 2 ist richtig, die Verknüpfung ist falsch
- ☐ C) Die Aussage 1 ist richtig, die Aussage 2 ist falsch
- ☐ D) Die Aussage 1 ist falsch, die Aussage 2 ist richtig
- ☐ E) Die Aussage 1 ist falsch, die Aussage 2 ist falsch

Antwort 119

▬ Die Lösung **A** ist richtig.

Das *Mumps-Virus* wird durch Tröpfcheninfektion übertragen und gelangt über die Blutwege zu den Speicheldrüsen. Nach einer Inkubationszeit von 2–3 Wochen kann es zu einer Parotitis kommen.

Komplikationen:

▷ *Pankreatitis*
▷ Hodenentzündung (= Orchitis)
▷ Meningoenzephalitis
▷ Schilddrüsenentzündung (= Thyreoiditis)

Zu Aussage 2: Der *anatomische Aufbau* der Bauchspeicheldrüse ist tatsächlich dem der Speicheldrüsen sehr ähnlich.

Antwort 120

▬ Die Lösung **E** ist richtig.

Der in der Leber gebildete *Gallensaft* hat die Aufgabe, die Fette im Speisebrei zu emulgieren und so verdaubarer zu machen. Aufspaltung der Nahrung in kleinste Bestandteile ist Aufgabe der Enzyme. Im Speichelsaft der Mundhöhle wirkt das Enzym Ptyalin auf Kohlenhydrate. Im Magen wirkt das aktivierte Pepsin auf Proteine und in der Bauchspeicheldrüse werden Enzyme produziert, die Kohlenhydrate, Proteine und Fettsäuren spalten.

Zu Aussage 2: Nicht alle Nährstoffe, die über die Dünndarmzotten ins Blut aufgenommen werden, gelangen über die *Pfortader* ins Blut. Ein großer Teil der Fette wird in Chylomikronen über die Darmlymphe des Ductus thoracicus ins Blut abgegeben.

Antwort 121

▬ Die Lösung **E** ist richtig.

Nierenzysten und *Zystenniere* sind zwei **verschiedene** pathologische Begriffe. Eine Zyste ist eine sackartige Geschwulst mit flüssigem Inhalt, die durch eine Kapsel abgeschlossen ist. Eine Nierenzyste ist relativ harmlos und wird auch nur dann therapiert, wenn dadurch Symptome bestehen. Sie können einzeln oder multipel, ein- oder beidseitig vorkommen.

Klinik bei sehr großen Nierenzysten:

• Schmerzen im Rücken oder Abdomen
• Verdrängungssymptomatik, z. B. Polyglobulie, Hypertonie, Harnabfluss-Störungen, Hämaturie

Nierenzysten entarten sehr selten.

Eine *Zystenniere* ist eine autosomal rezessiv vererbte Nierenfehlbildung. Die Zysten vermehren und vergrößern sich im Laufe des Lebens und führen durch Verdrängung des Nierenparenchyms schließlich zu einer Niereninsuffizienz. Im Urin finden sich meist Proteine und Erythrozyten.

122. Ein Sportlerherz kann bis zu 500 g wiegen
weil
der Herzmuskel sich anhaltender Mehrbelastung anpassen kann.

☐ A) Die Aussage 1 ist richtig, die Aussage 2 ist richtig, die Verknüpfung ist richtig
☐ B) Die Aussage 1 ist richtig, die Aussage 2 ist richtig, die Verknüpfung ist falsch
☐ C) Die Aussage 1 ist richtig, die Aussage 2 ist falsch
☐ D) Die Aussage 1 ist falsch, die Aussage 2 ist richtig
☐ E) Die Aussage 1 ist falsch, die Aussage 2 ist falsch

123. Bluthochdruck ist ein Risikofaktor für eine koronare Herzerkrankung
weil
eine koronare Herzerkrankung auch die venösen Koronargefäße betrifft.

☐ A) Die Aussage 1 ist richtig, die Aussage 2 ist richtig, die Verknüpfung ist richtig
☐ B) Die Aussage 1 ist richtig, die Aussage 2 ist richtig, die Verknüpfung ist falsch
☐ C) Die Aussage 1 ist richtig, die Aussage 2 ist falsch
☐ D) Die Aussage 1 ist falsch, die Aussage 2 ist richtig
☐ E) Die Aussage 1 ist falsch, die Aussage 2 ist falsch

124. Die Atmung kann willkürlich beeinflusst werden
weil
die Atmung automatisch vom vegetativen Nervensystem kontrolliert wird.

☐ A) Die Aussage 1 ist richtig, die Aussage 2 ist richtig, die Verknüpfung ist richtig
☐ B) Die Aussage 1 ist richtig, die Aussage 2 ist richtig, die Verknüpfung ist falsch
☐ C) Die Aussage 1 ist richtig, die Aussage 2 ist falsch
☐ D) Die Aussage 1 ist falsch, die Aussage 2 ist richtig
☐ E) Die Aussage 1 ist falsch, die Aussage 2 ist falsch

Antwort 122

▨ Die Lösung **A** ist richtig.

Wie ein Skelettmuskel kann auch der *Herzmuskel* sich anhaltender Mehrbelastung anpassen. So kommt es, dass ein *Sportlerherz* maximal bis zu 500 g wiegen kann. Auch Erkrankungen, die eine Mehrbelastung des Herzens fordern (z. B. Hypertonie, Arteriosklerose, Herzklappenfehler), führen über längere Zeit zu einem vergrößerten Herzen. Ab dem kritischen Herzgewicht von 500 g können die vergrößerten Herzmuskelzellen nicht mehr ausreichend ernährt werden, weil die sie versorgenden Koronargefäße nicht mitwachsen können. Es kommt zu einer Herzinsuffizienz.

Antwort 123

▨ Die Lösung **C** ist richtig.

Unterteilung der *Risikofaktoren:*

▷ unbeeinflussbare Risikofaktoren: familiäre Disposition, hohes Lebensalter und männliches Geschlecht

▷ beeinflussbare Risikofaktoren 1. Ordnung: Hypercholesterinämie, Hypertonie, Fettsucht, Diabetes mellitus, langjähriger Zigarettenkonsum

▷ beeinflussbare Risikofaktoren 2. Ordnung: negativer Stress, Bewegungsmangel, Menschen mit ehrgeiziger und aggressiver Persönlichkeit.

Zu Aussage 2: Bei der *koronaren Herzkrankheit* handelt es sich um eine **Arterio**sklerose der *Herzkranzgefäße*, venöse Gefäße sind davon nicht betroffen.

Antwort 124

▨ Die Lösung **B** ist richtig.

Beide Aussagen sind richtig, die Verknüpfung ergibt jedoch keinen Sinn. Die *Atmung* kann *willkürlich* von der Großhirnrinde aus beeinflusst werden, unterliegt aber einer vegetativen Regulation. Sonst würden wir ständig Atemnot erleiden, weil wir das Atmen vergessen haben. Das sog. Atem-Zentrum liegt mit seinen inspiratorischen und exspiratorischen Kernen in der Medulla oblongata (= verlängertes Rückenmark).

125. **Das Lungengewebe ist von feinen elastischen Fasern durchzogen**

weil

die Lunge sich aktiv ausdehnen kann.

- ☐ A) Die Aussage 1 ist richtig, die Aussage 2 ist richtig, die Verknüpfung ist richtig
- ☐ B) Die Aussage 1 ist richtig, die Aussage 2 ist richtig, die Verknüpfung ist falsch
- ☐ C) Die Aussage 1 ist richtig, die Aussage 2 ist falsch
- ☐ D) Die Aussage 1 ist falsch, die Aussage 2 ist richtig
- ☐ E) Die Aussage 1 ist falsch, die Aussage 2 ist falsch

126. **Die Milz gehört nicht zum Verdauungstrakt**

weil

die Milz nicht innerhalb des Bauchfells liegt.

- ☐ A) Die Aussage 1 ist richtig, die Aussage 2 ist richtig, die Verknüpfung ist richtig
- ☐ B) Die Aussage 1 ist richtig, die Aussage 2 ist richtig, die Verknüpfung ist falsch
- ☐ C) Die Aussage 1 ist richtig, die Aussage 2 ist falsch
- ☐ D) Die Aussage 1 ist falsch, die Aussage 2 ist richtig
- ☐ E) Die Aussage 1 ist falsch, die Aussage 2 ist falsch

127. **Aus einer tiefen Beinvenenthrombose kann sich ein Ulkus cruris entwickeln**

weil

Patienten mit einer tiefen Beinvenenthrombose häufig gangränöse Veränderungen der Zehen entwickeln.

- ☐ A) Die Aussage 1 ist richtig, die Aussage 2 ist richtig, die Verknüpfung ist richtig
- ☐ B) Die Aussage 1 ist richtig, die Aussage 2 ist richtig, die Verknüpfung ist falsch
- ☐ C) Die Aussage 1 ist richtig, die Aussage 2 ist falsch
- ☐ D) Die Aussage 1 ist falsch, die Aussage 2 ist richtig
- ☐ E) Die Aussage 1 ist falsch, die Aussage 2 ist falsch

Antwort 125

▬ Die Lösung **C** ist richtig.

Das Lungengewebe ist von *feinen elastischen Fasern* durchzogen. Beim ersten Atemschrei eines Neugeborenen füllt sich die Lunge mit Luft und entfaltet sich. Dabei werden die elastischen Fasern gedehnt wie Gummifäden. Dadurch hat die Lunge die Tendenz bzw. die Fähigkeit sich passiv zusammenzuziehen. **Aktiv ausdehnen kann sich die Lunge nicht.** Die passive Ausdehnung der Lunge wird durch die Atemmuskulatur, im Wesentlichen durch das Zwerchfell, aber auch durch die Zwischenrippenmuskeln bewältigt.

Antwort 126

▬ Die Lösung **C** ist richtig.

Die *Milz* gehört zum lymphatischen System und liegt im linken Oberbauch unter dem Zwerchfell. Ihre Aufgabe dient der Infektabwehr, dem Abbau von überalterten Erythrozyten und als Speicherorgan.
Zu Aussage 2:
Intraperitoneal (= innerhalb des Bauchfells) liegen folgen Organe: Magen, Leber, Milz, Jejunum und Ileum, querliegender Dickdarm und Sigmoid.
Retroperitoneal *(= hinter dem Bauchfell gelegen):* Pankreas, Duodenum, aufsteigender und absteigender Teil des Dickdarms.

Antwort 127

▬ Die Lösung **C** ist richtig.

Die Klinik einer *tiefen Beinvenenthrombose* (= Phlebothrombose) ist in gut $2/3$ der Fälle asymptomatisch. Sonst:
- lokale Entzündungszeichen
- schwere Beine, Spannungsgefühl, Wadenkrämpfe, Gefühl von „Muskelkater"
- Schwellung, bläuliche Verfärbung
- glänzende, gespannte Haut
- Druckpunkte im Verlauf der Vene schmerzhaft

Die Komplikationen einer tiefen Venenthrombose sind im Wesentlichen die Lungenembolie ($1/3$ der Fälle!) und das postthrombotische Syndrom. Letzteres entsteht durch eine chronische venöse Insuffizienz, nach Ablaufen einer oder mehrerer tiefer Venenthrombosen. Es kommt zu einem Unterschenkelgeschwür, dem so genannten „offenen Bein".

128. **Bei einem Kreislaufstillstand ist nach 30–40 Minuten mit einer Mydriasis zu rechnen**

weil

die Mydriasis parasympathisch gesteuert wird.

- ☐ A) Die Aussage 1 ist richtig, die Aussage 2 ist richtig, die Verknüpfung ist richtig
- ☐ B) Die Aussage 1 ist richtig, die Aussage 2 ist richtig, die Verknüpfung ist falsch
- ☐ C) Die Aussage 1 ist richtig, die Aussage 2 ist falsch
- ☐ D) Die Aussage 1 ist falsch, die Aussage 2 ist richtig
- ☐ E) Die Aussage 1 ist falsch, die Aussage 2 ist falsch

129. **Eine HIV-Infektion kann über öffentliche Toiletten übertragen werden**

weil

ein an einer HIV-Infektion erkrankter Patient die Infektion über Husten und Niesen weitertragen kann.

- ☐ A) Die Aussage 1 ist richtig, die Aussage 2 ist richtig, die Verknüpfung ist richtig
- ☐ B) Die Aussage 1 ist richtig, die Aussage 2 ist richtig, die Verknüpfung ist falsch
- ☐ C) Die Aussage 1 ist richtig, die Aussage 2 ist falsch
- ☐ D) Die Aussage 1 ist falsch, die Aussage 2 ist richtig
- ☐ E) Die Aussage 1 ist falsch, die Aussage 2 ist falsch

130. **Ein positiver Rheumafaktor beim Bechterew ist typisch**

weil

der Rheumafaktor eine Bildung von Antikörpern gegen körpereigene Immunglobuline darstellt.

- ☐ A) Die Aussage 1 ist richtig, die Aussage 2 ist richtig, die Verknüpfung ist richtig
- ☐ B) Die Aussage 1 ist richtig, die Aussage 2 ist richtig, die Verknüpfung ist falsch
- ☐ C) Die Aussage 1 ist richtig, die Aussage 2 ist falsch
- ☐ D) Die Aussage 1 ist falsch, die Aussage 2 ist richtig
- ☐ E) Die Aussage 1 ist falsch, die Aussage 2 ist falsch

Antwort 128

■ Die Lösung **E** ist richtig.

Bei einem *Kreislaufstillstand* ist **nach ca. 2–3 Minuten** mit einer beiderseits reaktionslosen und weiten Pupille *(Mydriasis)* zu rechnen.

Zu Aussage 2: Die Mydriasis wird durch sympathische Nervenfasern und die Miosis (Pupillenverengung) durch parasympathische Nervenfasern gesteuert.

Antwort 129

■ Die Lösung **E** ist richtig.

Nicht reinlegen lassen!

Die Übertragung einer *HIV-Infektion* erfolgt durch Übertragung von HIV-haltigem Blut oder durch ungeschützten sexuellen Verkehr. Ebenfalls ist eine diaplazentare Übertragung einer infizierten Mutter auf ihr Kind möglich.

Antwort 130

■ Die Lösung **D** ist richtig.

Morbus Bechterew ist eine schleichend oder schubweise verlaufende entzündliche Erkrankung des Bindegewebes, die primär die Wirbelsäule und die Ileosakralgelenke befällt und letztendlich zur Versteifung führen kann.

Die Ursache ist unbekannt, eine familiäre Häufung besteht. In 95% der Fälle ist das körpereigene Antigen HLA B27 positiv. Der *Rheumafaktor* ist bei der rheumatoiden Arthritis positiv. Es kommt zu einer Antikörperbildung gegen das *Immunglobulin* der Klasse G (IgG).

131. Das Homans-Zeichen weist auf eine oberflächliche Unterschenkelphlebitis hin

weil

als Homans-Zeichen der Wadenschmerz bei Dorsalflexion des Fußes gilt.

- ☐ A) Die Aussage 1 ist richtig, die Aussage 2 ist richtig, die Verknüpfung ist richtig
- ☐ B) Die Aussage 1 ist richtig, die Aussage 2 ist richtig, die Verknüpfung ist falsch
- ☐ C) Die Aussage 1 ist richtig, die Aussage 2 ist falsch
- ☐ D) Die Aussage 1 ist falsch, die Aussage 2 ist richtig
- ☐ E) Die Aussage 1 ist falsch, die Aussage 2 ist falsch

132. Eine Schwarzfärbung des Stuhls gilt immer als Zeichen einer Blutungsquelle

weil

ein Karzinom des Analkanals zu einem Teerstuhl führen kann.

- ☐ A) Die Aussage 1 ist richtig, die Aussage 2 ist richtig, die Verknüpfung ist richtig
- ☐ B) Die Aussage 1 ist richtig, die Aussage 2 ist richtig, die Verknüpfung ist falsch
- ☐ C) Die Aussage 1 ist richtig, die Aussage 2 ist falsch
- ☐ D) Die Aussage 1 ist falsch, die Aussage 2 ist richtig
- ☐ E) Die Aussage 1 ist falsch, die Aussage 2 ist falsch

133. Ein junger Mann mit einer Kniegelenksschwellung kommt zu Ihnen und berichtet über Ausfluss aus der Harnröhre und Schmerzen beim Wasserlassen. Sie haben den Verdacht auf Syphilis

weil

die Syphilis als Komplikation häufig eine Monoarthritis vollbringt.

- ☐ A) Die Aussage 1 ist richtig, die Aussage 2 ist richtig, die Verknüpfung ist richtig
- ☐ B) Die Aussage 1 ist richtig, die Aussage 2 ist richtig, die Verknüpfung ist falsch
- ☐ C) Die Aussage 1 ist richtig, die Aussage 2 ist falsch
- ☐ D) Die Aussage 1 ist falsch, die Aussage 2 ist richtig
- ☐ E) Die Aussage 1 ist falsch, die Aussage 2 ist falsch

Antwort 131

███ Die Lösung **D** ist richtig.

Das *Homans-Zeichen* gilt als diagnostischer Hinweis auf eine tiefe Bein-venenthrombose (= Phlebothrombose). Berichtet der Patient von einem Schmerz in der Wade bei gleichzeitiger Dorsalflexion des Fußes, gilt dies als das Homans-Zeichen.

Weitere mögliche Früherkennungszeichen:

- Payr-Zeichen = Fußsohlendruckschmerz
- Denecke-Zeichen = Wadenschmerz bei Plantarflexion des Fußes
- sog. „Warnvenen" = sichtbare oberflächliche Varizen, als Kollateral-venen
- Meyer-Druckpunkte = bei Druck schmerzhafte Punkte entlang der medialen Tibiakante
- Kniekehlenschmerz, Leistenschmerz
- Louvel-Zeichen = Schmerzen im Bein beim Husten

Antwort 132

███ Die Lösung **E** ist richtig.

Bei der gastrointestinalen Blutausscheidung unterscheidet man **okkultes Blut** („verstecktes" Blut, < 80 cm³ Blut im Magen-Darm-Trakt) und **Teerstühle** (= Meläna, > 80 cm³ Blut im Magen-Darm-Trakt, mit einer Verweildauer von mehr als 6 Stunden). Sichtbare rötliche Blutbeimengungen im Stuhl stammen meist aus den unteren Anteilen des Dickdarms (z. B. kolorektales Karzinom, Colitis ulcerosa, Dickdarmpolypen, Divertikulitis, Hämorrhoiden).

Zu Aussage 1: Eine *Schwarzfärbung* gilt nicht immer als Zeichen einer Blutung, weil z. B. Eisenpräparate oder Rote Beete auch dazu führen können.

Antwort 133

███ Die Lösung **E** ist richtig.

Dieser „Weil-Satz" wäre stimmig, wenn anstatt der Syphilis die Gonorrhö erwähnt würde.

Zur Erinnerung: *Syphilis* (Lues) führt im Anfangsstadium an der Eintrittspforte zu einem schmerzlosen Primäraffekt, dem sog. harten Schanker, während Gonorrhö (Tripper) zu einer Entzündung der Harnröhre führt, mit den entsprechenden Symptomen, Ausfluss aus der Harnröhre und Schmerzen beim Wasserlassen. Bei der Frau besteht allerdings häufig ein symptomarmer Verlauf, mit der Gefahr, dass die Gonorrhö lange Zeit unbemerkt bleibt.

Komplikationen der Gonorrhö:

▷ Gefahr der Sterilität durch Übergreifen der Entzündung auf Eileiter und Eierstöcke bzw. auf Hoden und Nebenhoden
▷ Monarthritis gonorrhoica = Arthritis eines einzigen Gelenks, meist des Kniegelenkes
▷ Myo- und Endokarditis, Augenentzündungen, Gonokokkensepsis

134. **Die Magensäure hat einen pH-Wert von 1–2**
weil
die Magensäure Aminosäuren spaltet.

- ☐ A) Die Aussage 1 ist richtig, die Aussage 2 ist richtig, die Verknüpfung ist richtig
- ☐ B) Die Aussage 1 ist richtig, die Aussage 2 ist richtig, die Verknüpfung ist falsch
- ☐ C) Die Aussage 1 ist richtig, die Aussage 2 ist falsch
- ☐ D) Die Aussage 1 ist falsch, die Aussage 2 ist richtig
- ☐ E) Die Aussage 1 ist falsch, die Aussage 2 ist falsch

135. **Während der Schwangerschaft besteht kein größeres Bedürfnis nach Jodsalz**
weil
ein neugeborenes Kind nie mit einer vergrößerten Schilddrüse auf die Welt kommen kann.

- ☐ A) Die Aussage 1 ist richtig, die Aussage 2 ist richtig, die Verknüpfung ist richtig
- ☐ B) Die Aussage 1 ist richtig, die Aussage 2 ist richtig, die Verknüpfung ist falsch
- ☐ C) Die Aussage 1 ist richtig, die Aussage 2 ist falsch
- ☐ D) Die Aussage 1 ist falsch, die Aussage 2 ist richtig
- ☐ E) Die Aussage 1 ist falsch, die Aussage 2 ist falsch

136. **Alle Töchter eines Bluters sind Konduktorinnen (Überträger)**
weil
alle Söhne eines Bluters gesund sind.

- ☐ A) Die Aussage 1 ist richtig, die Aussage 2 ist richtig, die Verknüpfung ist richtig
- ☐ B) Die Aussage 1 ist richtig, die Aussage 2 ist richtig, die Verknüpfung ist falsch
- ☐ C) Die Aussage 1 ist richtig, die Aussage 2 ist falsch
- ☐ D) Die Aussage 1 ist falsch, die Aussage 2 ist richtig
- ☐ E) Die Aussage 1 ist falsch, die Aussage 2 ist falsch

Antwort 134

Die Lösung **C** ist richtig.

Der Magensaft hat durch den hohen Salzsäuregehalt einen **pH-Wert von 1–2**. Die *Magensäure* wirkt bakterizid, führt das von den Hauptzellen gebildete Pepsinogen in die aktive Form (= Pepsin) über und hat eine denaturierende Wirkung auf große Eiweißmolekühlketten (Zerlegung von Proteinen in Polypeptide).

Zu Aussage 2: Aminosäuren sind die kleinsten Bestandteile, die der Körper durch enzymatische Spaltung aus den Proteinen gewinnt und in den Körper aufnimmt. Nur die Leber kann *Aminosäuren spalten*, dabei entsteht Harnstoff.

Antwort 135

▬ Die Lösung **E** ist richtig.

Zu Aussage 1: Diese Aussage ist so nicht richtig. Meist besteht ein größeres *Bedürfnis nach Salz*, muss aber nicht. Generell sollte sich eine Schwangere von ihrem Appetit und den Gelüsten leiten lassen. Meist entspricht Ihr Verlangen den tatsächlichen Bedürfnissen des Körpers. Das Kind wird sich all das nehmen was es braucht.

Zu Aussage 2: Eine Neugeborenes kann mit einer Hypothyreose (Kretinismus), einer Hyperthyreose und/oder einem Struma (Kropf = *vergrößerte Schilddrüse*) auf die Welt kommen (Struma neonatorum)

Antwort 136

▬ Die Lösung **B** ist richtig.

Beide Aussagen sind richtig, aber die Verknüpfung stimmt nicht ganz.

Alle Töchter eines Mann mit der Bluterkrankheit (Hämophilie) sind Überträgerinnen (Konduktoren) dieser Krankheit, weil sie alle das kranke X-Chromosom vom Vater erhalten haben. Dagegen sind alle Söhne einer Bluters gesund, weil sie das gesunde X-Chromosom von der Mutter erhalten haben.

XX + Y$\circledX$ =	XY (1. Möglichkeit) = männlich, normal
	X$\circledX$ (2. Möglichkeit) = weiblich, Konduktor
	XY (3. Möglichkeit) = männlich, normal
	X$\circledX$ (4. Möglichkeit) = weiblich, Konduktor
X$\circledX$ + YX =	XY (1. Möglichkeit) = männlich, normal
	XX (2. Möglichkeit) = weiblich, normal
	$\circledX$Y (3. Möglichkeit) = männlich, Bluter
	$\circledX$X (4. Möglichkeit) = weiblich, Konduktor
X$\circledX$ = weibliche Person, welche die Erkrankung übertragen kann	
Y$\circledX$ = Bluter	

137. **Bei einer Niereninsuffizienz kommt es zu einer Cafe-au-lait-Farbe der Haut**

weil

eine Niereninsuffizienz eine renale Anämie verursacht.

- ☐ A) Die Aussage 1 ist richtig, die Aussage 2 ist richtig, die Verknüpfung ist richtig
- ☐ B) Die Aussage 1 ist richtig, die Aussage 2 ist richtig, die Verknüpfung ist falsch
- ☐ C) Die Aussage 1 ist richtig, die Aussage 2 ist falsch
- ☐ D) Die Aussage 1 ist falsch, die Aussage 2 ist richtig
- ☐ E) Die Aussage 1 ist falsch, die Aussage 2 ist falsch

138. **Eine Eisenmangelanämie ist am häufigsten ernährungsbedingt verursacht**

weil

bei schwangeren Frauen ein erhöhter Bedarf von Eisen besteht.

- ☐ A) Die Aussage 1 ist richtig, die Aussage 2 ist richtig, die Verknüpfung ist richtig
- ☐ B) Die Aussage 1 ist richtig, die Aussage 2 ist richtig, die Verknüpfung ist falsch
- ☐ C) Die Aussage 1 ist richtig, die Aussage 2 ist falsch
- ☐ D) Die Aussage 1 ist falsch, die Aussage 2 ist richtig
- ☐ E) Die Aussage 1 ist falsch, die Aussage 2 ist falsch

139. **Bei einem Patient mit grauem Star besteht eine Kurzsichtigkeit**

weil

beim grauen Star eine Trübung der Linse besteht.

- ☐ A) Die Aussage 1 ist richtig, die Aussage 2 ist richtig, die Verknüpfung ist richtig
- ☐ B) Die Aussage 1 ist richtig, die Aussage 2 ist richtig, die Verknüpfung ist falsch
- ☐ C) Die Aussage 1 ist richtig, die Aussage 2 ist falsch
- ☐ D) Die Aussage 1 ist falsch, die Aussage 2 ist richtig
- ☐ E) Die Aussage 1 ist falsch, die Aussage 2 ist falsch

Antwort 137

█ Die Lösung **A** ist richtig.

Bei einer *Niereninsuffizienz* kommt es zu einer *Cafe-au-lait Hautfarbe* auf Grund der *renalen Anämie*. Diese Hautfarbe entsteht durch die Ablagerung gelber Harnfarbstoffe (Urochrome) und die anämische Blässe. Zur Erinnerung, es werden vier Stadien der Niereninsuffizienz unterschieden:

▷ Kompensiertes Dauerstadium mit Einschränkung der Kreatinin-Clearance bei normalen Werten der harnpflichtigen Substanzen.

▷ Kompensiertes Stadium mit Erhöhung der harnpflichtigen Substanzen ohne klinische Urämiesymptome

▷ Dekompensiertes Stadium mit Kreatininerhöhung und fortschreitenden Symptomen der Niereninsuffizienz

▷ Terminale Niereninsuffizienz als Endstadium mit klassischem Bild der Urämie, führt ohne Dialysebehandlung ins Koma uraemicum

Antwort 138

█ Die Lösung **D** ist richtig.

Eine *Eisenmangelanämie* ist am häufigsten durch chronische Blutungen (meist gastrointestinale Blutungen) verursacht (80% der Fälle). Weitere Ursachen können sein:

▷ mangelnde Eisenzufuhr

▷ erhöhter Bedarf in der Wachstumsphase oder bei Schwangeren

▷ Gestörte Nahrungsaufnahme im Darm (= Malabsorptionssyndrom)

▷ Eisenfehlverwertung bei Tumoren oder chronischen Infekten

Antwort 139

█ Die Lösung **D** ist richtig

Der *graue Star* (= Katarakt) ist eine *Trübung der Augenlinse*. Mögliche Ursachen:

▷ angeboren z. B. bei Röteln

▷ idiopathisch, häufig im Alter (Altersstar)

▷ durch thermische Einflüsse (sog. Feuerstar)

▷ sekundär auf Grund von z. B. Diabetes mellitus und chronischer Tetanie

▷ durch Traumen (z. B. Augapfelprellung, Blitzstar)

▷ nach Behandlung mit Kortison (Kortisonstar)

Die Klinik zeigt sich zunächst in Lichtempfindlichkeit und dann in allmählich zunehmender Einschränkung der Sehschärfe, bis nur noch Helligkeitsunterschiede wahrgenommen werden (sog. reifer Star)

Zu Aussage 2: *Kurzsichtigkeit* entsteht nicht durch eine Linsentrübung, sie entsteht meist durch einen zu langen Augapfel, sodass Lichtstrahlen von einem weiter entfernten Objekt sich schon vor der Netzhaut treffen und so das Bild unscharf wird. Näher gelegene Objekte werden scharf wahrgenommen.

140. **Bei einem Patient mit der Bluterkrankheit kommt es zu einer verlängerten Blutungszeit**

weil

bei der Bluterkrankheit die Funktionsfähigkeit der Thrombozyten beeinträchtigt ist.

☐ A) Die Aussage 1 ist richtig, die Aussage 2 ist richtig, die Verknüpfung ist richtig

☐ B) Die Aussage 1 ist richtig, die Aussage 2 ist richtig, die Verknüpfung ist falsch

☐ C) Die Aussage 1 ist richtig, die Aussage 2 ist falsch

☐ D) Die Aussage 1 ist falsch, die Aussage 2 ist richtig

☐ E) Die Aussage 1 ist falsch, die Aussage 2 ist falsch

141. **Die Ausübung der Heilkunde ohne Erlaubnis ist ordnungswidrig**

weil

die Ausübung der Heilkunde ohne Erlaubnis im Gesetz über die berufsmäßige Ausübung der Heilkunde ohne Bestallung geregelt ist.

☐ A) Die Aussage 1 ist richtig, die Aussage 2 ist richtig, die Verknüpfung ist richtig

☐ B) Die Aussage 1 ist richtig, die Aussage 2 ist richtig, die Verknüpfung ist falsch

☐ C) Die Aussage 1 ist richtig, die Aussage 2 ist falsch

☐ D) Die Aussage 1 ist falsch, die Aussage 2 ist richtig

☐ E) Die Aussage 1 ist falsch, die Aussage 2 ist falsch

142. **Ein Patient mit einem Karpaltunnelsyndrom hat anfangs nächtliche Missempfindungen im Arm und der Hand**

weil

das diagnostische Zeichen für das Karpaltunnelsyndrom die sog. Schwurhand ist.

☐ A) Die Aussage 1 ist richtig, die Aussage 2 ist richtig, die Verknüpfung ist richtig

☐ B) Die Aussage 1 ist richtig, die Aussage 2 ist richtig, die Verknüpfung ist falsch

☐ C) Die Aussage 1 ist richtig, die Aussage 2 ist falsch

☐ D) Die Aussage 1 ist falsch, die Aussage 2 ist richtig

☐ E) Die Aussage 1 ist falsch, die Aussage 2 ist falsch

Antwort 140

▬ Die Lösung **E** ist richtig

Die *Bluterkrankheit* fällt durch eine verminderte Aktivität der Blutgerinnungsfaktoren VIII (Hämophilie A) oder X (Hämophilie B) auf. Dadurch kommt es zu einer Blutgerinnungsstörung mit einer verlängerten **Gerinnungszeit**.

▷ *Nicht zu verwechseln* mit der *Blutungszeit*, die durch die Funktionsfähigkeit der Thrombozyten gekennzeichnet ist.

Antwort 141

▬ Die Lösung **D** ist richtig.

▶ Das Heilpraktikergesetz (= Gesetz über die berufsmäßige Ausübung der Heilkunde ohne Bestallung, kurz HPG) muss der HP-Anwärter auswendig kennen!

Die Ausübung der Heilkunde ohne Erlaubnis ist strafbar! HPG §5: „Wer ohne zur Ausübung des ärztlichen Berufs berechtigt zu sein und ohne eine Erlaubnis nach §1 zu besitzen die Heilkunde ausübt, wird mit Freiheitsstrafe bis zu einem Jahr oder mit Geldstrafe bestraft." Ordnungswidrig handelt, wer als Inhaber einer Erlaubnis nach §1 die Heilkunde im Umherziehen ausübt. Die Ordnungswidrigkeit kann mit einer Geldbuße bis zu 5000 DM geahndet werden.

Antwort 142

▬ Die Lösung **B** ist richtig

Beide Aussagen sind richtig, die Verknüpfung ergibt jedoch keinen Sinn. Das *Karpaltunnelsyndrom* entsteht durch mechanische Kompression des Nervus medianus im Karpaltunnel (Handwurzelkanal, indem neben den Sehnen der langen Fingerknochen auch die Nerven verlaufen). Die Krankheit ist häufig ohne erkennbare Ursache (sekundär z. B. als Folge von rheumatischer Arthritis, Amyloidose oder Traumen) und bei Frauen häufiger zu finden als bei Männern. Durch sensible und motorische Ausfälle im Versorgungsgebiet des N. medianus (die Ersten drei Finger und die radiale Seite des Ringfingers) kommt es zu Parästhesien und Schmerzen der Hand und des Arms, vor allem nachts.

Zu Aussage 2: Die sog. *Schwurhand* entsteht bei vollständiger Lähmung des Nervus medianus. Der Patient wird aufgefordert die Hand zur Faust zu schließen. Bei der Medianuslähmung kann nur der Klein- und Ringfinger vollständig gebeugt werden. So entsteht die Schwurhand.

143. Die namentliche Meldung eines an einer Geschlechtskrankheit erkrankten Patienten an das Gesundheitsamt ist nach dem Gesetz zur Bekämpfung der Geschlechtskrankheiten nicht erforderlich

weil

nach dem Gesetz zur Bekämpfung der Geschlechtskrankheiten Patienten namentlich nur bei Behandlungsunwilligkeit gemeldet werden müssen.

- ☐ A) Die Aussage 1 ist richtig, die Aussage 2 ist richtig, die Verknüpfung ist richtig
- ☐ B) Die Aussage 1 ist richtig, die Aussage 2 ist richtig, die Verknüpfung ist falsch
- ☐ C) Die Aussage 1 ist richtig, die Aussage 2 ist falsch
- ☐ D) Die Aussage 1 ist falsch, die Aussage 2 ist richtig
- ☐ E) Die Aussage 1 ist falsch, die Aussage 2 ist falsch

144. Bei einer Pneumonie ist der Stimmfremitus abgeschwächt

weil

der Stimmfremitus ein Zeichen für die Leitfähigkeit des Lungengewebes für niederfrequente Schwingungen darstellt.

- ☐ A) Die Aussage 1 ist richtig, die Aussage 2 ist richtig, die Verknüpfung ist richtig
- ☐ B) Die Aussage 1 ist richtig, die Aussage 2 ist richtig, die Verknüpfung ist falsch
- ☐ C) Die Aussage 1 ist richtig, die Aussage 2 ist falsch
- ☐ D) Die Aussage 1 ist falsch, die Aussage 2 ist richtig
- ☐ E) Die Aussage 1 ist falsch, die Aussage 2 ist falsch

145. Ein Ihnen langjährig bekannter Patient mit Herzschwäche verlangt eine Kalziuminjektion wegen einer seit kurzem bestehenden Sonnenallergie. Sie lehnen die Behandlung ab

weil

eine Kalziuminjektion die Wirkung von herzkraftsteigernden Medikamenten abschwächt.

- ☐ A) Die Aussage 1 ist richtig, die Aussage 2 ist richtig, die Verknüpfung ist richtig
- ☐ B) Die Aussage 1 ist richtig, die Aussage 2 ist richtig, die Verknüpfung ist falsch
- ☐ C) Die Aussage 1 ist richtig, die Aussage 2 ist falsch
- ☐ D) Die Aussage 1 ist falsch, die Aussage 2 ist richtig
- ☐ E) Die Aussage 1 ist falsch, die Aussage 2 ist falsch

Antwort 143

▪▪▪ Die Lösung **A** ist richtig

Geschlechtskrankheiten im Sinne des „Gesetzes zur Bekämpfung von Geschlechtskrankheiten":

▷ Syphilis (Lues)

▷ Tripper (Gonorrhoe)

▷ Weicher Schanker (Ulkus molle)

▷ Venerische Lymphknotenentzündung (Lymphogranulomatosis inguinalis)

Die Meldung dieser Infektionskrankheiten an das *Gesundheitsamt* von dem behandelnden Arzt, erfolgt *ohne Nennung* des Namens und der Anschrift des Erkrankten.

Ein an diesen Krankheiten leidender Geschlechtskranker ist von dem behandelnden Arzt namentlich dem Gesundheitsamt nur dann zu melden, wenn er sich *weigert* eine Behandlung zu beginnen oder fortzusetzen, wenn nach der Überzeugung des Arztes der Patient durch seine Lebensweise eine ernste Gefahr der Übertragung auf andere bildet oder wenn er offensichtlich falsche Angaben macht.

Antwort 144

▪▪▪ Die Lösung **D** ist richtig.

Der *Stimmfremitus* stellt die *Leitfähigkeit* des Gewebes im Thorax für *niederfrequente Schwingungen* dar. Der Patient wird aufgefordert die Zahl 99 so tief wie möglich zu sprechen, während der Behandler den Brustkorb mit der flach aufgelegten Hand seitenvergleichend palpiert. Der Stimmfremitus ist dann verstärkt, wenn das Lungengewebe dichter wird, z. B. bei der Lungenentzündung. Dagegen ist der Stimmfremitus *abgeschwächt*, wenn die Fortleitung der Schwingungen des Lungengewebes behindert wird, z. B. durch Pneumothorax, Pleuraerguss oder Pleuraschwarte.

Antwort 145

▪▪▪ Die Lösung **C** ist richtig.

Sie lehnen die Behandlung ab, weil eine *Kalziuminjektion* die Digitaliswirkung stärkt und somit zu Vergiftungserscheinungen führt:

• Herzrhythmusstörungen (90%), Bradykardie, Vorhof- und Kammerflimmern, AV-Block

• Gastrointestinale Beschwerden (70%), Appetitlosigkeit, Übelkeit, Erbrechen und Durchfälle

• Neurozerebrale Symptome (20%), Augenflimmern, Wolkensehen, Farbensehen, Verwirrtheit, Reizbarkeit, Kopfschmerzen

146. Als einfache Methode zur Diagnose arterieller peripherer Verschlusskrankheiten eignet sich die Lagerungsprobe

weil

der Schellongtest als Nachweis peripherer und zentraler Gefäßfehlregulationen gilt.

- ☐ A) Die Aussage 1 ist richtig, die Aussage 2 ist richtig, die Verknüpfung ist richtig
- ☐ B) Die Aussage 1 ist richtig, die Aussage 2 ist richtig, die Verknüpfung ist falsch
- ☐ C) Die Aussage 1 ist richtig, die Aussage 2 ist falsch
- ☐ D) Die Aussage 1 ist falsch, die Aussage 2 ist richtig
- ☐ E) Die Aussage 1 ist falsch, die Aussage 2 ist falsch

147. Der Heilpraktiker darf Betäubungsmittel nur im Notfall verschreiben

weil

die Anwendung von Betäubungsmitteln laut BtMG nur Ärzten unter bestimmten Voraussetzungen erlaubt ist.

- ☐ A) Die Aussage 1 ist richtig, die Aussage 2 ist richtig, die Verknüpfung ist richtig
- ☐ B) Die Aussage 1 ist richtig, die Aussage 2 ist richtig, die Verknüpfung ist falsch
- ☐ C) Die Aussage 1 ist richtig, die Aussage 2 ist falsch
- ☐ D) Die Aussage 1 ist falsch, die Aussage 2 ist richtig
- ☐ E) Die Aussage 1 ist falsch, die Aussage 2 ist falsch

148. Die Scheuermannsche Erkrankung stellt eine aseptische Erkrankung der Wirbelkörper und Wirbelscheiben dar

weil

bei der Scheuermann-Krankheit keine ursächlich infektiösen Erreger gefunden werden.

- ☐ A) Die Aussage 1 ist richtig, die Aussage 2 ist richtig, die Verknüpfung ist richtig
- ☐ B) Die Aussage 1 ist richtig, die Aussage 2 ist richtig, die Verknüpfung ist falsch
- ☐ C) Die Aussage 1 ist richtig, die Aussage 2 ist falsch
- ☐ D) Die Aussage 1 ist falsch, die Aussage 2 ist richtig
- ☐ E) Die Aussage 1 ist falsch, die Aussage 2 ist falsch

Antwort 146

▬ Die Lösung **B** ist richtig.

Beide Aussagen sind richtig, aber die Beziehung untereinander stimmt natürlich nicht.

Die **Lagerungsprobe nach Ratschow** eignet sich zur Erkennung *arterieller Verschlusskrankheiten*. Der auf dem Rücken liegende Patient hebt beide Beine nach oben, indem er sie an den Oberschenkeln mit den Händen stützt. Dabei lässt er die Füße kreisen oder beugt und streckt sie. Bei arterieller Verschlusskrankheit kommt es zum Abblassen der Hautfarbe mit zunehmenden Schmerzen. Nach dem Aufsitzen erscheint beim Gesunden nach ca. 5 Sekunden eine reaktive Hyperämie mit nachfolgender deutlich sichtbarer Venenfüllung. Bei Durchblutungsstörungen sind die Zeiten erheblich verlängert.

Der **Schellongtest** prüft Kreislauffunktionsstörungen. Im Liegen werden Puls und Blutdruck gemessen, danach noch einmal bei orthostatischer Belastung. Bei hypotoner Regulationsstörung kommt es zur Abnahme des systolischen Blutdruckwertes mit Schwindelgefühl und Schwarzwerden vor dem Auge.

Antwort 147

▬ Die Lösung **D** ist richtig.

Nach dem Betäubungsmittelgesetz (BtMG) darf der Heilpraktiker **auf keinen Fall Betäubungsmittel** verschreiben. Bereits die Verordnung fällt unter eine Strafandrohung und wird „mit Freiheitsstrafe bis zu fünf Jahren oder mit Geldstrafe bestraft".

Zu Aussage 1: **Im Notfall** wäre es erlaubt **Betäubungsmittel** zu geben (z. B. bei einem Herzinfarkt), falls diese vorhanden sind und der HP Kenntnisse über Wirkung und Indikation besitzt.

Antwort 148

▬ Die Lösung **A** ist richtig.

Bei der *Scheuermann-Krankheit* kommt es zu einer degenerativen Verformung der Wirbelkörper und Wirbelscheiben in meist jugendlichen Jahren.

Die Ursache ist unbekannt. Ein Teil der Wirbelknochen stirbt ab, ohne dass infektiöse und entzündliche Faktoren nachweisbar sind. Häufig besteht eine schlaffe Rundrückenhaltung im Jugendalter (Kopf und Schultern nach vorne). Die Symptomatik ist während der Erkrankung meist wenig ausgeprägt.

Zu Aussage 1: Aseptisch = *ohne Erreger*

149. Das Kompartment-Syndrom führt zu neuromuskulären Funktionsausfällen und Muskelnekrose

weil

beim Kompartment-Syndrom eine akute Minderdurchblutung durch eine Gewebedrucksteigerung nach einem Muskeltrauma entsteht.

- ☐ A) Die Aussage 1 ist richtig, die Aussage 2 ist richtig, die Verknüpfung ist richtig
- ☐ B) Die Aussage 1 ist richtig, die Aussage 2 ist richtig, die Verknüpfung ist falsch
- ☐ C) Die Aussage 1 ist richtig, die Aussage 2 ist falsch
- ☐ D) Die Aussage 1 ist falsch, die Aussage 2 ist richtig
- ☐ E) Die Aussage 1 ist falsch, die Aussage 2 ist falsch

150. Knochentumore können zu einer pathologischen Fraktur führen

weil

die Hustenfraktur eine durch sehr starkes Husten verursachte Rippenfraktur darstellt.

- ☐ A) Die Aussage 1 ist richtig, die Aussage 2 ist richtig, die Verknüpfung ist richtig
- ☐ B) Die Aussage 1 ist richtig, die Aussage 2 ist richtig, die Verknüpfung ist falsch
- ☐ C) Die Aussage 1 ist richtig, die Aussage 2 ist falsch
- ☐ D) Die Aussage 1 ist falsch, die Aussage 2 ist richtig
- ☐ E) Die Aussage 1 ist falsch, die Aussage 2 ist falsch

151. Als Erste-Hilfe-Maßnahme bei einem Ertrunkenem gilt, sofort mit der Wiederbelebung beginnen

weil

einmal in die Lungen eingedrungenes Wasser nicht mehr restlos entfernt werden kann.

- ☐ A) Die Aussage 1 ist richtig, die Aussage 2 ist richtig, die Verknüpfung ist richtig
- ☐ B) Die Aussage 1 ist richtig, die Aussage 2 ist richtig, die Verknüpfung ist falsch
- ☐ C) Die Aussage 1 ist richtig, die Aussage 2 ist falsch
- ☐ D) Die Aussage 1 ist falsch, die Aussage 2 ist richtig
- ☐ E) Die Aussage 1 ist falsch, die Aussage 2 ist falsch

Antwort 149

▬ Die Lösung **A** ist richtig.

Beim *Kompartment-Syndrom* kommt es auf Grund eines Muskeltraumas durch Zunahme des Gewebsdruckes zu einer akuten Minderdurchblutung mit nachfolgenden *neuromuskulären Ausfallserscheinungen*. Zum Beispiel ein Frakturhämatom oder ein posttraumatisches Muskelödem können in einer Muskelloge (= Muskelkompartiment) zu einer Drucksteigerung mit den entsprechenden Symptomen führen. Dieses Syndrom tritt bevorzugt am Unterschenkel und Unterarm auf.

Klinik:

- Parästhesien (= Missempfindungen)
- akut zunehmender Schmerz
- Muskelschwäche
- harte druckdolente Muskulatur
- ohne Behandlung Muskelnekrose

▶ *Schon bei Verdacht* auf Kompartment-Syndrom sofortige *Einweisung in Chirurgie*, Verband abnehmen!

Antwort 150

▬ Die Lösung **B** ist richtig.

Je nach Ursache werden folgende Frakturarten unterschieden.

▷ Durch direkte oder indirekt Gewalteinwirkung kommt es zu einer offenen (kompliziert) oder **geschlossenen Fraktur** (unkompliziert)

▷ Durch vorgeschädigtes Knochengewebe (z. B. bei *Knochentumoren*, Knochenzysten, Osteoporose, Rachitis) kommt es zur sog. **pathologischen Fraktur** (Spontanfraktur)

▷ Eine **Ermüdungsfraktur** entsteht durch ungewohnte Überbeanspruchung (z. B. Marschfraktur, *Hustenfraktur* = durch sehr starkes Husten verursachte *Rippenfraktur*)

Antwort 151

▬ Die Lösung **A** ist richtig.

Beide Aussagen und deren Verknüpfung sind stimmig. Beim Atemstillstand eines Ertrunkenen soll schon während der Bergung im Wasser mit der *Atemspende* begonnen werden. Einmal in die Lungen eingedrungenes Wasser kann nicht mehr restlos entfernt werden, dabei geht nur kostbare Zeit verloren.

> **Zur Erinnerung:** Bei der 1-Helfer-Methode erfolgt 2mal die Atemspende und 15mal die Herzmassage, bei der 2-Helfer-Methode 1mal Atemspende und 5mal Herzmassage.

152. Ein 8-Monate altes Baby hat sich an einem kleinen Gegenstand verschluckt und bekommt keine Luft mehr. Sie wenden den Heimlich-Handgriff an

weil

der Heimlich-Handgriff eine Erste-Hilfe- Maßnahme bei Erstickungsgefahr durch Fremdkörper in den Atemwegen darstellt.

- ☐ A) Die Aussage 1 ist richtig, die Aussage 2 ist richtig, die Verknüpfung ist richtig
- ☐ B) Die Aussage 1 ist richtig, die Aussage 2 ist richtig, die Verknüpfung ist falsch
- ☐ C) Die Aussage 1 ist richtig, die Aussage 2 ist falsch
- ☐ D) Die Aussage 1 ist falsch, die Aussage 2 ist richtig
- ☐ E) Die Aussage 1 ist falsch, die Aussage 2 ist falsch

153. Beim oralen Glukosetoleranztest (OGTT) wird dem Patienten nach einer Nüchternblutentnahme 75 g Glukose zugeführt, um dann nach 2 Stunden eine erneute Blutzuckerbestimmung durchzuführen

weil

bei einem Patienten mit pathologischer Glukosetoleranz der Blutzuckernüchternwert größer als 120 mg/dl ist.

- ☐ A) Die Aussage 1 ist richtig, die Aussage 2 ist richtig, die Verknüpfung ist richtig
- ☐ B) Die Aussage 1 ist richtig, die Aussage 2 ist richtig, die Verknüpfung ist falsch
- ☐ C) Die Aussage 1 ist richtig, die Aussage 2 ist falsch
- ☐ D) Die Aussage 1 ist falsch, die Aussage 2 ist richtig
- ☐ E) Die Aussage 1 ist falsch, die Aussage 2 ist falsch

154. Bei Pleuraschmerzen bemüht sich der Patient die betroffene Thoraxseite ruhig zu stellen

weil

das Lungengewebe von schmerzempfindlichen Nervenfasern durchzogen ist.

- ☐ A) Die Aussage 1 ist richtig, die Aussage 2 ist richtig, die Verknüpfung ist richtig
- ☐ B) Die Aussage 1 ist richtig, die Aussage 2 ist richtig, die Verknüpfung ist falsch
- ☐ C) Die Aussage 1 ist richtig, die Aussage 2 ist falsch
- ☐ D) Die Aussage 1 ist falsch, die Aussage 2 ist richtig
- ☐ E) Die Aussage 1 ist falsch, die Aussage 2 ist falsch

Antwort 152

Die Lösung **D** ist richtig.

Der *Heimlich-Handgriff* gilt als Erste-Hilfe-Maßnahme bei *Erstickungs-gefahr durch Fremdkörper* in den Atemwegen nur bei Erwachsenen und Jugendlichen. Dieser Handgriff kann sowohl bei sitzenden oder stehenden Patienten, als auch bei liegenden Patienten durchgeführt werden.

Zur Aussage 1: **Bei Säuglingen** und auch bei **Kleinkindern** und Kindern bis zu 9 Jahren wird der Heimlich-Handgriff **nicht angewendet**, da er sonst zu erheblichen Verletzungen führen könnte. Ein Baby unter einem Jahr wird mit der Bauchseite auf den Unterarm des Behandelnden so hin gelegt, dass Kopf nach unten und die Beine nach oben zeigen. Mit der Handwurzel der anderen Hand wird jetzt mehrere Male kräftig zwischen die Schulterblätter geschlagen. Kinder zwischen einem und neuen Jahren werden mit der Bauchseite auf den Schoß des Behandelnden so gelegt, dass der Kopf nach unten zeigt. Wieder werden mit der Handwurzel mehrere kräftige Schläge zwischen die Schulterblätter ausgeführt.

Antwort 153

Die Lösung **C** ist richtig.

Durchführung eines *oralen Glukosetoleranztests:*
Gabe von 75 g Glukose nach einer Nüchternblutentnahme, nach 2 Stunden erneute Blutzuckerbestimmung. **Normal** wäre der Blutzuckerwert **nach 2 Stunden unter 140 mg/dl**, bei einem Patienten mit **pathologischer Glukosetoleranz** liegt ein Blutzuckerwert **zwischen 140 mg/dl und 200 mg/dl** vor.

Zu Aussage 2: Ein Patient mit pathologischer Glukosetoleranz hat natürlich einen Blutzuckernüchternwert unter 120 mg/dl, sonst wäre der OGTT nicht nur unsinnig sondern auch kontraindiziert. Bei einem Patienten mit einem *Blutzuckernüchternwert* **über 120 mg/dl** ist die Diagnose **manifester Diabetes mellitus** gegeben.

▶ Einem Patienten mit Diabetes mellitus auf nüchternem Magen 75 g Glukose zu verabreichen (ohne Insulin zu geben) ist nicht nur unsinnig, sondern auch gefährlich und schädlich.

Antwort 154

Die Lösung **C** ist richtig.

Das Lungengewebe ist frei von Schmerzfasern und kann daher keinen Schmerzimpuls aussenden. Anders das Rippenfell, (= Pleura visceralis, liegt von innen den Rippen an bzw. ist mit ihnen verwachsen), es ist zahlreich mit Schmerzfasern durchzogen.

Zu Aussage 1: *Pleuraschmerzen* sind äußerst schmerzhaft und unangenehm. Daher versucht der Patient die betroffene Seite möglichst ruhig zu stellen: Es kommt zu asymmetrischen Atembewegungen und der Patient liegt beim Schlafen auf der betroffenen Seite.

155. Die Alkoholkrankheit führt typischer weise zu einer
akuten Monoarthritis
weil
die Alkoholkrankheit eine systemische Vergiftung des
menschlichen Organismus bedeutet.

☐ A) Die Aussage 1 ist richtig, die Aussage 2 ist richtig,
die Verknüpfung ist richtig
☐ B) Die Aussage 1 ist richtig, die Aussage 2 ist richtig,
die Verknüpfung ist falsch
☐ C) Die Aussage 1 ist richtig, die Aussage 2 ist falsch
☐ D) Die Aussage 1 ist falsch, die Aussage 2 ist richtig
☐ E) Die Aussage 1 ist falsch, die Aussage 2 ist falsch

156. Eine weite Pupille tritt beim Horner-Syndrom auf
weil
das Horner-Syndrom als eine Erkrankung der Meningen aufgefasst wird.

☐ A) Die Aussage 1 ist richtig, die Aussage 2 ist richtig,
die Verknüpfung ist richtig
☐ B) Die Aussage 1 ist richtig, die Aussage 2 ist richtig,
die Verknüpfung ist falsch
☐ C) Die Aussage 1 ist richtig, die Aussage 2 ist falsch
☐ D) Die Aussage 1 ist falsch, die Aussage 2 ist richtig
☐ E) Die Aussage 1 ist falsch, die Aussage 2 ist falsch

157. Bei der Multiplen Sklerose kommt es nur zu schlaffen
Lähmungen (keine spastischen Lähmungen)
weil
bei der Multiplen Sklerose nur das zweite Neuron
betroffen ist.

☐ A) Die Aussage 1 ist richtig, die Aussage 2 ist richtig,
die Verknüpfung ist richtig
☐ B) Die Aussage 1 ist richtig, die Aussage 2 ist richtig,
die Verknüpfung ist falsch
☐ C) Die Aussage 1 ist richtig, die Aussage 2 ist falsch
☐ D) Die Aussage 1 ist falsch, die Aussage 2 ist richtig
☐ E) Die Aussage 1 ist falsch, die Aussage 2 ist falsch

Antwort 155

▬ Die Lösung **D** ist richtig.

Symptome der *Alkoholkrankheit*: Alkoholrausch, Alkoholentzugssyndrom, Ösophagitis, Ösophagusvarizen, Ösophaguskarzinom, Gastritis, Pankreatitis, Fettleber, Alkoholhepatitis, Leberzirrhose und Aszites, Kardiomyopathien, Myopathie und Muskelschwäche, Libido- und Potenzstörungen, Hyperlipidämie, Hyperurikämie, sek. Diabetes, Gehirnatrophie, Kleinhirnschäden, Wernicke-Enzephalopathie, Korsakow-Psychose, Polyneuropathie.

Zu Aussage 1: Eine akute *Monarthritis* ist typisch z. B. bei Gicht (meist Großzehengrundgelenk), als Komplikation bei Gonorrhö (meist Kniegelenk), beim Reitersyndrom (Urethritis, Konjunktivitis und Arthritis), bei Hämophiliearthritis, als aktivierte Arthrose.

Antwort 156

▬ Die Lösung **E** ist richtig.

Die Pupillenweite wird über die Iris durch das vegetative Nervensystem gesteuert. Der Sympathikus erweitert die Pupille (= Mydriasis) und der Parasympathikus führt zu einer Pupillenverengung (= Miosis). Das *Horner-Syndrom* entsteht durch Schädigungen von Sympathikusfasern und führt zum Trias: Miosis, Ptosis (= Herabhängen des Oberlids) und Enophthalmus (= Einsinken des Ausapfels in die Augenhöhle).

Zu Aussage 2: Eine *Erkrankung der Meningen* ruft das meningeale Syndrom hervor (z. B. Kernig-Zeichen, Brudzinski-Zeichen, Nackensteifigkeit, Opisthotonus, starke Kopfschmerzen, Lasegue-Zeichen beidseitig, Kniekussphänomen, Dreifußzeichen).

Antwort 157

▬ Die Lösung **E** ist richtig.

Die *Multiple Sklerose* ist eine primär entzündliche Erkrankung des ZNS. Sie führt zu einer Entmarkung der Nervenfasern (Entmarkungskrankheit). Die Ursache ist unbekannt. Die Myelinscheiden der Nervenfasern werden allmählich aufgelöst und durch Bindegewebe ersetzt. Dadurch kommt es zu einer Verkalkung und Verhärtung (Sklerose).

Klinik:

- Leitsymptom (Charcot-Trias): Nystagmus, Intentionstremor und skandierende Sprache
- Augenmotilitätsstörungen, Sehstörungen
- schlaffe und spastische Paresen
- Parästhesien und Sensibilitätsstörungen
- Blasen-Mastdarm-Entleerungsstörungen
- psychische Veränderungen
- Pyramidenbahnzeichen (z. B. Babinski-Zeichen)

Zu Aussage 1: Spastische Lähmungen entstehen, wenn das erste Neuron geschädigt ist und *schlaffe Lähmungen* können nur bei Schädigung des zweiten (peripheren) Neurons entstehen.

Zu Aussage 2: Die Entmarkungskrankheit betrifft generell alle Nerven, somit ist also das erste und *zweite Neuron* betroffen: schlaffe und spastische Lähmungen können daraus resultieren.

158. Bei einem Emphysematiker findet sich ein hypersonorer Klopfschall, ein Fassthorax und hoch stehende
Zwerchfellgrenzen
weil
**das Emphysem auf Grund einer chronisch obstruktiven
Lungenerkrankung entsteht.**

- ☐ A) Die Aussage 1 ist richtig, die Aussage 2 ist richtig,
  die Verknüpfung ist richtig
- ☐ B) Die Aussage 1 ist richtig, die Aussage 2 ist richtig,
  die Verknüpfung ist falsch
- ☐ C) Die Aussage 1 ist richtig, die Aussage 2 ist falsch
- ☐ D) Die Aussage 1 ist falsch, die Aussage 2 ist richtig
- ☐ E) Die Aussage 1 ist falsch, die Aussage 2 ist falsch

159. Ein aspirierter Gegenstand fällt häufiger in den rechten
Stammbronchus
weil
**der linke Stammbronchus nicht so steil abgeht wie der
rechte.**

- ☐ A) Die Aussage 1 ist richtig, die Aussage 2 ist richtig,
  die Verknüpfung ist richtig
- ☐ B) Die Aussage 1 ist richtig, die Aussage 2 ist richtig,
  die Verknüpfung ist falsch
- ☐ C) Die Aussage 1 ist richtig, die Aussage 2 ist falsch
- ☐ D) Die Aussage 1 ist falsch, die Aussage 2 ist richtig
- ☐ E) Die Aussage 1 ist falsch, die Aussage 2 ist falsch

160. Nach maximaler Ausatmung verbleibt in der Lunge
noch ein Restmenge von ca. 1,2 Litern
weil
das Atemzugsvolumen ungefähr $1/2$ Liter ausmacht.

- ☐ A) Die Aussage 1 ist richtig, die Aussage 2 ist richtig,
  die Verknüpfung ist richtig
- ☐ B) Die Aussage 1 ist richtig, die Aussage 2 ist richtig,
  die Verknüpfung ist falsch
- ☐ C) Die Aussage 1 ist richtig, die Aussage 2 ist falsch
- ☐ D) Die Aussage 1 ist falsch, die Aussage 2 ist richtig
- ☐ E) Die Aussage 1 ist falsch, die Aussage 2 ist falsch

Antwort 158

▰▰▰ Die Lösung **D** ist richtig.

Diagnostische Befunde eines *Emphysems:*

Hypersonorer Klopfschall, abgeschwächtes Atemgeräumsch, evtentuell Nebengeräusche (chronische Bronchitis), verminderter Stimmfremitus, *Faßthorax*, tiefstehende und wenig verschiebliche Zwerchfellgrenzen, horizontal verlaufende Rippen mit vergrößerten Interkostalräumen, verstrichene Schlüsselbeingrube, absolute Herzdämpfung verkleinert.

Zu Aussage 1: Die Aussage „hoch stehende Zwerchfellgrenzen" ist nicht richtig.

Antwort 159

▰▰▰ Die Lösung **A** ist richtig.

Wer diese Aufgabe falsch beantwortet hat, muss sich unbedingt noch einmal mit dem Anatomieatlas beschäftigen.

Zu Aussage 2: Der linke *Stammbronchus* kann nicht so steil abgehen wie der *rechte*, weil das Herz sozusagen im Wege liegt. So kommt es, dass bei einer Aspiration von Gegenständen oder etwas Flüssigem, diese meist in den *linken Stammbronchus* gelangen.

Antwort 160

▰▰▰ Die Lösung **B** ist richtig.

Beide Aussagen sind richtig, aber die Verknüpfung ist nicht richtig. Die Atemvolumina müssen „sitzen".

▷ Das *Atemzugvolumen* ist das Volumen eines normalen Atemzuges **(ca. 0,5 l)**

▷ Das inspiratorische Reservevolumen ist das Volumen, das nach normaler Einatmung noch zusätzlich eingeatmet werden kann

▷ Das exspiratorische Reservevolumen ist das Volumen, das nach normalem Ausatmen noch zusätzlich ausgeatmet werden kann

▷ Die Vitalkapazität ist die Summe von Atemzugsvolumen, dem inspiratorischen und exspiratorischen Reservevolumen

▷ Das Residualvolumen ist die Restluftmenge, die nach stärkstem Ausatmen noch in der Lunge verbleibt (ca. 1,2 l)

▷ Die Totalkapazität wird definiert durch die Vitalkapazität plus das Residualvolumen

161. **Die linke Niere liegt etwas höher als die rechte Niere**
weil
die Nieren von der Bauchseite aus gesehen vor den Wirbelkörpern liegen.

- ☐ A) Die Aussage 1 ist richtig, die Aussage 2 ist richtig, die Verknüpfung ist richtig
- ☐ B) Die Aussage 1 ist richtig, die Aussage 2 ist richtig, die Verknüpfung ist falsch
- ☐ C) Die Aussage 1 ist richtig, die Aussage 2 ist falsch
- ☐ D) Die Aussage 1 ist falsch, die Aussage 2 ist richtig
- ☐ E) Die Aussage 1 ist falsch, die Aussage 2 ist falsch

162. **Die Harnleiter überkreuzen auf dem Weg zur Harnblase die gemeinsame Beckenschlagader**
weil
die gemeinsame Beckenschlagader vor der gemeinsamen Beckenvene liegt.

- ☐ A) Die Aussage 1 ist richtig, die Aussage 2 ist richtig, die Verknüpfung ist richtig
- ☐ B) Die Aussage 1 ist richtig, die Aussage 2 ist richtig, die Verknüpfung ist falsch
- ☐ C) Die Aussage 1 ist richtig, die Aussage 2 ist falsch
- ☐ D) Die Aussage 1 ist falsch, die Aussage 2 ist richtig
- ☐ E) Die Aussage 1 ist falsch, die Aussage 2 ist falsch

163. **Bei der Frau liegt der Douglas-Raum zwischen Gebärmutter und Mastdarm**
weil
der Douglas-Raum den tiefstgelegenen Ort der Bauchhöhle darstellt.

- ☐ A) Die Aussage 1 ist richtig, die Aussage 2 ist richtig, die Verknüpfung ist richtig
- ☐ B) Die Aussage 1 ist richtig, die Aussage 2 ist richtig, die Verknüpfung ist falsch
- ☐ C) Die Aussage 1 ist richtig, die Aussage 2 ist falsch
- ☐ D) Die Aussage 1 ist falsch, die Aussage 2 ist richtig
- ☐ E) Die Aussage 1 ist falsch, die Aussage 2 ist falsch

Antwort 161

▨ Die Lösung **C** ist richtig.

Die Nieren liegen unterhalb des Zwerchfells und befinden sich rechts und links neben der Wirbelsäule am Übergang der Brustwirbelsäule zur Lendenwirbelsäule, ungefähr zwischen dem 11. Brustwirbel und dem 3. Lendenwirbel. Der Nierenhilus ist dabei der Wirbelsäule zugewandt.

Zu Aussage 1: Die *linke Niere* liegt etwas höher als die rechte Niere, weil im Oberbauch auf der rechten Seite die Leber die rechte Niere ein wenig nach unten verdrängt.

Zu Aussage 2: Am besten, Sie gucken sich im Anatomieatlas einen Horizontalschnitt durch den Rumpf auf Höhe der Nieren an. Dort sehen Sie, daß die Nieren paravertebral liegen. Vor der Wirbelsäule befindet sich die Aorta und die untere Hohlvene, und davor liegen die Baucheingeweide.

Antwort 162

▨ Die Lösung **A** ist richtig.

Beide Aussagen sind richtig und auch die Verknüpfung ist haltbar. Wenn Sie sich den Anatomieatlas schnappen (z. B. *Lippert*), stellen Sie schnell fest, daß diese Aussagen richtig sind. Dort, wo die *Harnleiter* die *Beckengefäße* überqueren, liegt die *Beckenarterie* (= A. iliaca communis) vor der Beckenvene (= V. iliaca communis).

▶ Die Kenntnis der groben Anatomie des menschlichen Körpers gehört mit zum Wissensgebiet eines Heilpraktikers.

Antwort 163

▨ Die Lösung **A** ist richtig.

Der *Douglas-Raum* liegt bei der Frau an der tiefsten Stelle *zwischen Gebärmutter* und *Mastdarm*, beim Mann zwischen Harnblase und Mastdarm.

164. Der Inhalt der Ohrspeicheldrüse wird beim Öffnen des Mundes zusammengedrückt und dadurch über den Ohrspeichelgang in den Mund gepresst

weil

die Ohrspeicheldrüse mit einem großen Teil zwischen Unterkiefer und Warzenfortsatz liegt.

- ☐ A) Die Aussage 1 ist richtig, die Aussage 2 ist richtig, die Verknüpfung ist richtig
- ☐ B) Die Aussage 1 ist richtig, die Aussage 2 ist richtig, die Verknüpfung ist falsch
- ☐ C) Die Aussage 1 ist richtig, die Aussage 2 ist falsch
- ☐ D) Die Aussage 1 ist falsch, die Aussage 2 ist richtig
- ☐ E) Die Aussage 1 ist falsch, die Aussage 2 ist falsch

165. Die Menge des Primärharns beträgt pro Tag etwa 150 Liter

weil

der Primärharn im Tubulusapparat entsteht.

- ☐ A) Die Aussage 1 ist richtig, die Aussage 2 ist richtig, die Verknüpfung ist richtig
- ☐ B) Die Aussage 1 ist richtig, die Aussage 2 ist richtig, die Verknüpfung ist falsch
- ☐ C) Die Aussage 1 ist richtig, die Aussage 2 ist falsch
- ☐ D) Die Aussage 1 ist falsch, die Aussage 2 ist richtig
- ☐ E) Die Aussage 1 ist falsch, die Aussage 2 ist falsch

166. Eine sog. Gichtniere kommt heutzutage seltener vor

weil

die Harnsäuresteine in der Röntgenleeraufnahme sichtbar sind.

- ☐ A) Die Aussage 1 ist richtig, die Aussage 2 ist richtig, die Verknüpfung ist richtig
- ☐ B) Die Aussage 1 ist richtig, die Aussage 2 ist richtig, die Verknüpfung ist falsch
- ☐ C) Die Aussage 1 ist richtig, die Aussage 2 ist falsch
- ☐ D) Die Aussage 1 ist falsch, die Aussage 2 ist richtig
- ☐ E) Die Aussage 1 ist falsch, die Aussage 2 ist falsch

Antwort 164

▨▨ Die Lösung **A** ist richtig.

Die *Ohrspeicheldrüse*, auch Parotis genannt, liegt vor und etwas unterhalb des Ohrs. Ein großer Teil liegt hinter dem Unterkieferast, sodass die Ohrspeicheldrüse beim Kauen „massiert" wird, und so ihr Sekret über den *Ohrspeichelgang* in die Mundhöhle angibt.

Antwort 165

▨▨ Die Lösung **C** ist richtig.

Die Funktionseinheit der Niere ist das Nephron. Es besteht aus dem Nierenkörperchen (Glomerulum, Bowman-Kapsel und zu- und abführende Gefäße), dem proximalen (nahen) Tubulus, der dünnen und langen Henle-Schleife und dem distalen (fernen) Tubulus. Die Funktion eines Nephrons lässt sich grob in drei Abschnitte unterteilen:

▷ Die **glomeruläre Filtration**. Von ca. 1500 l Blut, die durch die Glomerulumschlingen fließen, werden ca. 10% abgefiltert und als Primärharn in den *Tubulusapparat* abgegeben

▷ Die **tubuläre Resorption** besteht darin, den größten Teil des Primärharns (99%!) wieder in die Blutgefäße zurückzuholen.

▷ Die **tubuläre Sekretion** geschieht vornehmlich im distalen Tubulusapparat. Hier werden zusätzlich harnpflichtige Stoffe und andere auszuscheidende Substanzen aktiv in den Primärharn abgegeben.

Antwort 166

▨▨ Die Lösung **C** ist richtig.

Bei der Gicht werden vier Stadien unterschieden

▷ I. **Asymptomatische Hyperurikämie (häufig)**

▷ II. **Akuter Gichtanfall**

▷ III. **Beschwerdefreiheit zwischen zwei Anfällen**

▷ IV. **Chronische Manifestation**

Die chronische Gicht ist heute durch die medikamentöse Therapie selten geworden. Sie fällt auf durch Uratablagerungen v. a. in Weichteilen (z. B. Ohrmuschel, Zehen, Ferse) und durch eine Nierenschädigung (*Gichtnephropathie*) mit Steinbildung und abakterielle Nierenentzündung (interstitielle Nephritis)

Zu Aussage 2: *Uratsteine* geben im *Röntgenbild* keinen Steinschatten!

167. **Eine Aufgabe der Niere ist die Bildung von Harnstoff**
weil
Harnstoff eine harnpflichtige Substanz ist.

- ☐ A) Die Aussage 1 ist richtig, die Aussage 2 ist richtig,
  die Verknüpfung ist richtig
- ☐ B) Die Aussage 1 ist richtig, die Aussage 2 ist richtig,
  die Verknüpfung ist falsch
- ☐ C) Die Aussage 1 ist richtig, die Aussage 2 ist falsch
- ☐ D) Die Aussage 1 ist falsch, die Aussage 2 ist richtig
- ☐ E) Die Aussage 1 ist falsch, die Aussage 2 ist falsch

168. **Der Durchtritt der Sehnervenfasern durch die Lederhaut nennt sich gelber Fleck**
weil
**an der Stelle des gelben Fleckes keine Lichtempfindung
stattfindet.**

- ☐ A) Die Aussage 1 ist richtig, die Aussage 2 ist richtig,
  die Verknüpfung ist richtig
- ☐ B) Die Aussage 1 ist richtig, die Aussage 2 ist richtig,
  die Verknüpfung ist falsch
- ☐ C) Die Aussage 1 ist richtig, die Aussage 2 ist falsch
- ☐ D) Die Aussage 1 ist falsch, die Aussage 2 ist richtig
- ☐ E) Die Aussage 1 ist falsch, die Aussage 2 ist falsch

169. **Ein veränderter Augenhintergrund ist ein charakteris-
tisches Zeichen einer essenziellen Hypertonie**
weil
**ein veränderter Augenhintergrund immer auf eine
Hypertonie schließen lässt.**

- ☐ A) Die Aussage 1 ist richtig, die Aussage 2 ist richtig,
  die Verknüpfung ist richtig
- ☐ B) Die Aussage 1 ist richtig, die Aussage 2 ist richtig,
  die Verknüpfung ist falsch
- ☐ C) Die Aussage 1 ist richtig, die Aussage 2 ist falsch
- ☐ D) Die Aussage 1 ist falsch, die Aussage 2 ist richtig
- ☐ E) Die Aussage 1 ist falsch, die Aussage 2 ist falsch

Antwort 167

▬ Die Lösung **D** ist richtig.

Aufgaben der Niere:

▷ Ausscheidung harnpflichtiger und körperfremder Substanzen
▷ Regulierung des Wasser-Salzhaushaltes
▷ Regulierung des Säuren-Basen-Gleichgewichtes
▷ Hormonelle Produktion (Renin, Erythropoetin, Mitwirkung am Vitamin D)

Zu Aussage 1: *Harnstoff* wird in der Leber gebildet und besteht aus zwei Ammoniakmolekülen und einem CO_2-Molekül. Ammoniak (NH_3) entsteht durch den Abbau von Aminosäuren in der Leber und würde, ohne in Harnstoff gebunden zu sein, erhebliche Funktionsstörungen an den Nerven herbeiführen.

Antwort 168

▬ Die Lösung **E** ist richtig.

Die Austrittstelle des Nervus Opticus aus der Netzhaut nennt sich „blinder Fleck". Dort kann, subjektiv kaum wahrnehmbar, *keine Lichtempfindung* stattfinden. Durch einen Augenspiegel ist dieser Ort als Sehnervenpapille gut zu erkennen. Ein erhöhter intrakranialer Druck kann über den Augenspiegel als Stauungspapille erkannt werden.
Der *gelbe Fleck* ist die Stelle des schärfsten Sehens. Hier sind nur tageslichtempfindliche Zapfen positioniert, daher kann man im Dunkeln nicht scharf sehen!

Antwort 169

▬ Die Lösung **C** ist richtig.

Zu Aussage 1: Die *Hypertonie* wird nach WHO folgendermaßen eingeteilt:

▷ Grad I: Keine nachweisbaren Organschäden
▷ Grad II: Hypertrophierte linke Herzkammer
▷ Grad III: Schädigungen an Herz, Niere, Gehirn oder Gefäßen

Ein dauernd erhöhter Druck in den Gefäßen führt zu Gefäßwandschäden bzw. zu Arteriosklerose. Am *Augenhintergrund* lassen sich Gefäßveränderungen schon frühzeitig erkennen (Fundus hypertonicus) und erlauben eine Beurteilung des Schweregrades der *Hypertonie*. Die Gefäßschäden am Augenhintergrund können bis zur Erblindung führen.
Zu Aussage 2: Ein veränderter *Augenhintergrund* lässt sich auch beim Diabetiker beobachten. In erster Linie kann man am Augenhintergrund den Zustand der Gefäße beurteilen, aber auch Netzhaut, Pigmentepithel, der gelbe Fleck und die Sehnervenpapille lassen sich untersuchen.

170. **Ein Gerstenkorn eines Augenlides hat eine gute Prognose**

weil

ein Gerstenkorn eine gutartige Tumorbildung darstellt.

☐ A) Die Aussage 1 ist richtig, die Aussage 2 ist richtig, die Verknüpfung ist richtig

☐ B) Die Aussage 1 ist richtig, die Aussage 2 ist richtig, die Verknüpfung ist falsch

☐ C) Die Aussage 1 ist richtig, die Aussage 2 ist falsch

☐ D) Die Aussage 1 ist falsch, die Aussage 2 ist richtig

☐ E) Die Aussage 1 ist falsch, die Aussage 2 ist falsch

171. **Das Glaukom verursacht immer Schmerzen**

weil

das Glaukom zu einer Atrophie des Sehnerven führt.

☐ A) Die Aussage 1 ist richtig, die Aussage 2 ist richtig, die Verknüpfung ist richtig

☐ B) Die Aussage 1 ist richtig, die Aussage 2 ist richtig, die Verknüpfung ist falsch

☐ C) Die Aussage 1 ist richtig, die Aussage 2 ist falsch

☐ D) Die Aussage 1 ist falsch, die Aussage 2 ist richtig

☐ E) Die Aussage 1 ist falsch, die Aussage 2 ist falsch

172. **Ein Patient mit Kurzsichtigkeit kann weit entfernte Gegenstände schlechter wahrnehmen**

weil

der Augenbulbus beim Kurzsichtigen zu lang ist.

☐ A) Die Aussage 1 ist richtig, die Aussage 2 ist richtig, die Verknüpfung ist richtig

☐ B) Die Aussage 1 ist richtig, die Aussage 2 ist richtig, die Verknüpfung ist falsch

☐ C) Die Aussage 1 ist richtig, die Aussage 2 ist falsch

☐ D) Die Aussage 1 ist falsch, die Aussage 2 ist richtig

☐ E) Die Aussage 1 ist falsch, die Aussage 2 ist falsch

Antwort 170

▭ Die Lösung **C** ist richtig.

Ein *Gerstenkorn* ist eine akut eitrige, bakterielle Entzündung der Liddrüsen. Normalerweise ist diese Infektion nach ein paar Tagen beendet. Rezidivierend vorkommende Gerstenkörner sind häufig bei Diabetikern zu finden. Abzugrenzen ist das Gerstenkorn mit dem Hagelkorn, ein an den Augenlidern lokalisiertes Lipogranulom, welches nach Verschluss der Ausführungsgänge der Liddrüsen durch Sekretstau entsteht.

Antwort 171

▭ Die Lösung **D** ist richtig.

Beim *Glaukom* ist der akute Verlauf (ca. 10%) vom chronischen Verlauf (ca. 90%) zu unterscheiden.

Klinik akuter Verlauf:

● erhebliche Schmerzen mit vegetativer Begleitsymptomatik (bis hin zum Vortäuschen eines akuten Abdomens)
▷ Regenbogenfarbensehen
▷ Akkomodationsstörungen
▷ Übelkeit und Erbrechen
▷ lichtstarre Pupille
▷ Augapfel ist steinhart tastbar

Das chronische Glaukom verläuft wesentlich symptomärmer. Genauer gesagt kommt es erst durch *Atrophie des Sehnerven* zu Störungen, zum allmählich eingeschränkten Gesichtsfeld.

Antwort 172

▭ Die Lösung **A** ist richtig.

Kurz- und Weitsichtigkeit sind Brechungsfehler (= Refraktionsfehler). Im Wesentlichen ist der *Augapfel* dafür verantwortlich, weil er entweder zu lang (wie bei der Kurzsichtigkeit) oder zu kurz ist (wie bei der Weitsichtigkeit). Bei der *Kurzsichtigkeit* werden daher die Gegenstände vor der Netzhaut abgebildet, sodass entfernte Objekte unscharf erscheinen. Nahe Objekte können besser wahrgenommen werden.

> **Merksatz:** Patient mit **Kurz**sichtigkeit kann auf **kurze** Distanzen gut (bzw. besser) sehen, ein Patient mit **Weit**sichtigkeit auf **weite** Distanzen.

Bei der Weitsichtigkeit liegt der Brennpunkt der einfallenden Strahlen hinter der Netzhaut. Besonders in der Nähe sieht dieser Patient unscharf.

173. Das Mittelohr hat die Aufgabe die Schallwellen zu transportieren
weil
der Gleichgewichtssinn sich im Innenohr befindet.

☐ A) Die Aussage 1 ist richtig, die Aussage 2 ist richtig, die Verknüpfung ist richtig
☐ B) Die Aussage 1 ist richtig, die Aussage 2 ist richtig, die Verknüpfung ist falsch
☐ C) Die Aussage 1 ist richtig, die Aussage 2 ist falsch
☐ D) Die Aussage 1 ist falsch, die Aussage 2 ist richtig
☐ E) Die Aussage 1 ist falsch, die Aussage 2 ist falsch

174. Das ovale Fenster liegt zwischen Mittelohr und Innenohr
weil
das runde Fenster zwischen Mittelohr und Innenohr liegt.

☐ A) Die Aussage 1 ist richtig, die Aussage 2 ist richtig, die Verknüpfung ist richtig
☐ B) Die Aussage 1 ist richtig, die Aussage 2 ist richtig, die Verknüpfung ist falsch
☐ C) Die Aussage 1 ist richtig, die Aussage 2 ist falsch
☐ D) Die Aussage 1 ist falsch, die Aussage 2 ist richtig
☐ E) Die Aussage 1 ist falsch, die Aussage 2 ist falsch

175. Cerumen (Ohrenschmalz) kann zu einer Schall-empfindungsstörung führen
weil
Schallempfindungsstörungen immer von einer Erkrankung im Innenohr ausgehen.

☐ A) Die Aussage 1 ist richtig, die Aussage 2 ist richtig, die Verknüpfung ist richtig
☐ B) Die Aussage 1 ist richtig, die Aussage 2 ist richtig, die Verknüpfung ist falsch
☐ C) Die Aussage 1 ist richtig, die Aussage 2 ist falsch
☐ D) Die Aussage 1 ist falsch, die Aussage 2 ist richtig
☐ E) Die Aussage 1 ist falsch, die Aussage 2 ist falsch

Antwort 173

▨ Die Lösung **B** ist richtig.

Beide Aussagen sind richtig, die Verknüpfung ergibt jedoch keinen Sinn. Das äußere Ohr und das *Mittelohr* übernehmen die Aufgabe, den eintreffenden *Schall weiterzuleiten*. Im *Innenohr* befinden sich die Sinnesrezeptoren für das Gehör und für den *Gleichgewichtssinn*.

Antwort 174

▨ Die Lösung **B** ist richtig.

Beide Aussagen sind richtig, die Verknüpfung ergibt jedoch keinen Sinn. Beide Fenster, das *ovale* und das *runde* liegen zwischen *Mittelohr* und *Innenohr*. Am besten noch ein Mal den Anatomieatlas rauskramen.

Der Schall gelangt über das Trommelfell und das Gehörknöchelchen zum *ovalen Fenster*. Von dort werden die Schwingungen über die Perilymphe in die Schnecke geleitet. Die Endolymphe der häutigen Schnecke übernimmt die Schwingungen und führt sie zum Corti-Organ, dem eigentlichen Hörorgan. Das *runde Fenster* hat nur die Aufgabe, die in das Innenohr hereinkommenden Schwingungen wieder abzuleiten.

Antwort 175

▨ Die Lösung **D** ist richtig.

Zu unterscheiden ist die Schalleitungsstörung von der *Schallempfindungsstörung.*

Die Schalleitungsschwerhörigkeit entsteht immer bei gestörter Schalleitung, also bei Erkrankungen im Mittelohr (z. B. Otitis media) oder im äußeren Ohr (z. B. *Cerumen* = Ohrschmalzpfropf). Eine Schallempfindungsschwerhörigkeit kann also nur bei *Erkrankungen im Innenohr* entstehen (z. B. Menière-Krankheit, Hörsturz, Schalltrauma, Erkrankungen der Gehörnerven, Arteriosklerose der entsprechenden Gefäße)

176. **Ein Patient mit Otitis media klagt immer unter Ohrgeräuschen**

weil

eine Otitis media einer Schalleitungsstörung zugeordnet wird.

- ☐ A) Die Aussage 1 ist richtig, die Aussage 2 ist richtig, die Verknüpfung ist richtig
- ☐ B) Die Aussage 1 ist richtig, die Aussage 2 ist richtig, die Verknüpfung ist falsch
- ☐ C) Die Aussage 1 ist richtig, die Aussage 2 ist falsch
- ☐ D) Die Aussage 1 ist falsch, die Aussage 2 ist richtig
- ☐ E) Die Aussage 1 ist falsch, die Aussage 2 ist falsch

177. **Eine mehrere Wochen lang andauernde Heiserkeit eines rauchenden Patienten ist immer karzinomverdächtig**

weil

ein Kehlkopfkarzinom in Zusammenhang mit starkem Rauchen gebracht wird.

- ☐ A) Die Aussage 1 ist richtig, die Aussage 2 ist richtig, die Verknüpfung ist richtig
- ☐ B) Die Aussage 1 ist richtig, die Aussage 2 ist richtig, die Verknüpfung ist falsch
- ☐ C) Die Aussage 1 ist richtig, die Aussage 2 ist falsch
- ☐ D) Die Aussage 1 ist falsch, die Aussage 2 ist richtig
- ☐ E) Die Aussage 1 ist falsch, die Aussage 2 ist falsch

Antwort 176

▬ Die Lösung **D** ist richtig.

Siehe S. 119.

Zu Aussage 1: Eine *Otitis media* ist meist Folge einer vom Nasenrachen-raum über die Eustachische Röhre aufsteigende Infektion (vor allem bei Kindern). Die akute Form äußert sich durch starke, häufig klopfende Schmerzen im Ohr. Fieber kann bestehen. Durch Eiteransammlung in der Paukenhöhle kann es zu einem Druckgefühl mit möglichem Durchbruch durch das Trommelfell kommen. Ohrgeräusche können bestehen, aber natürlich nicht immer.

Generelle Ursachen von *Ohrgeräuschen* (= Tinitus):

▷ Vom Ohr ausgehend: z. B. Otitis, Otosklerose, Menière-Syndrom, Erkrankungen der Hörnerven

▷ Zerebral oder neurogen: z. B. bei Traumen, Gehirnquetschung, Schä-delbasisbruch, Tumorbildung, zervikale Sympathikusreizung,

▷ Die Gefäße betreffend: z. B. bei Hypertonie, Hypotonie, Anämie, Arteriosklerose, u. a.

▷ Idiopathisch (= ohne erklärbare Ursachen)

Antwort 177

▬ Die Lösung **A** ist richtig.

Zu Aussage 1: Das *Kehlkopfkarzinom* tritt vor allem ab dem 50 Lebensjahr bei Männern auf. Es besteht ein enge Verbindung zum Rauchen und Alkoholkonsum. *Heiserkeit*, die über 3–4 Wochen lang andauert, ist bis zum Beweis des Gegenteils erst einmal als *karzinomverdächtig* einzustu-fen. Auch Schluckbeschwerden oder Fremdkörpergefühl im Hals ohne offensichtlichen Grund über längere Zeit bestehend, sind karzinomver-dächtig.

Zu Aussage 2: Ursachen einer Heiserkeit:

▷ akute Laryngitis, z. B. bei Infektionskrankheiten (Grippe, Masern, Scharlach, Diphtherie)

▷ chronische Laryngitis, z. B. bei Tbc, Syphilis III, Alkoholismus und Nikotinabusus, Inhalation von Staub, angestrengtes Singen oder Sprechen

▷ Stimmbandlähmung durch Verletzung der motorischen Kehlkopf-nerven

▷ gut- und bösartige Tumore des Larynx

178. **Ein Patient mit Nasenbluten muss flach gelagert werden**
weil
ein Patient mit maligner Hypertonie häufig unter Nasenbluten leidet.

- ☐ A) Die Aussage 1 ist richtig, die Aussage 2 ist richtig, die Verknüpfung ist richtig
- ☐ B) Die Aussage 1 ist richtig, die Aussage 2 ist richtig, die Verknüpfung ist falsch
- ☐ C) Die Aussage 1 ist richtig, die Aussage 2 ist falsch
- ☐ D) Die Aussage 1 ist falsch, die Aussage 2 ist richtig
- ☐ E) Die Aussage 1 ist falsch, die Aussage 2 ist falsch

179. **Das Schlafapnoesyndrom kann zu einem erhöhtem Unfallrisiko führen**
weil
das Schlafapnoesyndrom zu einer Persönlichkeitsveränderung führen kann.

- ☐ A) Die Aussage 1 ist richtig, die Aussage 2 ist richtig, die Verknüpfung ist richtig
- ☐ B) Die Aussage 1 ist richtig, die Aussage 2 ist richtig, die Verknüpfung ist falsch
- ☐ C) Die Aussage 1 ist richtig, die Aussage 2 ist falsch
- ☐ D) Die Aussage 1 ist falsch, die Aussage 2 ist richtig
- ☐ E) Die Aussage 1 ist falsch, die Aussage 2 ist falsch

180. **Bei einem Patienten mit Subarachnoidalblutungen kann es zu Blutungen aus Ohr und Nase kommen**
weil
die Subarachnoidalblutung eine Einblutung in den Raum zwischen der harten Gehirnhaut und dem Knochenschädel bedeutet.

- ☐ A) Die Aussage 1 ist richtig, die Aussage 2 ist richtig, die Verknüpfung ist richtig
- ☐ B) Die Aussage 1 ist richtig, die Aussage 2 ist richtig, die Verknüpfung ist falsch
- ☐ C) Die Aussage 1 ist richtig, die Aussage 2 ist falsch
- ☐ D) Die Aussage 1 ist falsch, die Aussage 2 ist richtig
- ☐ E) Die Aussage 1 ist falsch, die Aussage 2 ist falsch

Antwort 178

■ Die Lösung **D** ist richtig.

Zu Aussage 2: Behandlung *bei Nasenbluten*: Den Patienten aufrecht hinsetzen, eine Kopftieflagerung verstärkt möglicherweise die Blutung. Die Nasenflügel sollten leicht zusammengedrückt werden, bei starken Blutungen den Kopf zusätzlich nach vorne beugen. Ebenfalls können kalte Umschläge in den Nacken gelegt werden.

Zu Aussage 2: Eine *Hypertonie* kann lange Zeit ohne erkennbare Symptome bestehen. Typische Symptomatik: Kopfschmerz (v.a. frühmorgendlich), Schwindel, Ohrensausen, Nasenbluten, Sehstörungen, Nervosität, Depressionen, Atemnot bei Belastung, Herzklopfen, Konzentrationsschwäche, Gedächtnisschwäche

Antwort 179

■ Die Lösung **B** ist richtig.

Beide Aussagen sind richtig, die Verknüpfung ergibt jedoch keinen Sinn.

Bei Patienten mit einer schlafbezogenen Atemstörung
(= *Schlafapnoesyndrom*) treten Atempausen (Apnoe = keine Atmung) mit einer Dauer länger als 10 Sekunden auf. Bei Gesunden können diese Atemstillstände v.a. beim Einschlafen erscheinen. Pathologisch wird es erst, wenn die Apnoephasen häufiger als 10 mal pro Stunde sind. Dann kommt es zu einer vermehrten Einschlafneigung am Tag. Ohne weiteres kann der Patient beim Auto fahren oder sogar unter der Dusche einschlafen. Der Patient leidet unter starken Konzentrations- und Gedächtnisstörungen, bis hin zu einer *Persönlichkeitsveränderung* (Depression).

Betroffen sind v.a. übergewichtige Männer zwischen 40 und 60 Jahren. Hypertonie, Adipositas und Alkohol können begünstigend wirken.

Antwort 180

■ Die Lösung **E** ist richtig.

Zu Aussage 1: *Blutungen aus Ohr oder Nase* entstehen durch einen Schädelbasisbruch. Kommt es zu einem Bruch des Siebbeins im vorderen Bereich, kann es zu einem Blutaustritt aus der Nase oder zum sog. Brillen- oder Monokelhämatom kommen. Ist das Felsenbein betroffen, können Blutungen aus den Ohren vorkommen.

Zu Aussage 2: Eine *Subarachnoidalblutung* ist eine Blutung in den Liquorraum (= Subarachnoidalraum), meist ist eine Ruptur eines Aneurysmas dafür verantwortlich. Die Symptomatik äußert sich rasch mit starken Kopfschmerzen, meningealen Symptomen und Bewußtseinsstörungen. Eine Blutung zwischen der harten Gehirnhaut und dem Knochenschädel nennt sich **epidurales Hämatom**, eine Blutung zwischen harter Gehirnhaut und Spinnwebenhaut (= Arachnoidea) **subdurales Hämatom**.

181. **Bei einem Patienten mit Commotio cerebri (Gehirn-erschütterung) kann es zu bleibenden Gehirnschäden kommen**

weil

bei einer Gehirnerschütterung intrazerebrale Gefäße zerreißen können.

- ☐ A) Die Aussage 1 ist richtig, die Aussage 2 ist richtig, die Verknüpfung ist richtig
- ☐ B) Die Aussage 1 ist richtig, die Aussage 2 ist richtig, die Verknüpfung ist falsch
- ☐ C) Die Aussage 1 ist richtig, die Aussage 2 ist falsch
- ☐ D) Die Aussage 1 ist falsch, die Aussage 2 ist richtig
- ☐ E) Die Aussage 1 ist falsch, die Aussage 2 ist falsch

182. **Die Belegzellen der Magenschleimhaut produzieren u. a. den Intrinsic-Faktor**

weil

der Intrinsic-Faktor wichtig für die Aufnahme von Vitamin B$_{12}$ ist.

- ☐ A) Die Aussage 1 ist richtig, die Aussage 2 ist richtig, die Verknüpfung ist richtig
- ☐ B) Die Aussage 1 ist richtig, die Aussage 2 ist richtig, die Verknüpfung ist falsch
- ☐ C) Die Aussage 1 ist richtig, die Aussage 2 ist falsch
- ☐ D) Die Aussage 1 ist falsch, die Aussage 2 ist richtig
- ☐ E) Die Aussage 1 ist falsch, die Aussage 2 ist falsch

183. **Der Appendix vermiformis gilt als Abwehrorgan**

weil

der Blinddarm aus reichlich lymphatischem Gewebe besteht.

- ☐ A) Die Aussage 1 ist richtig, die Aussage 2 ist richtig, die Verknüpfung ist richtig
- ☐ B) Die Aussage 1 ist richtig, die Aussage 2 ist richtig, die Verknüpfung ist falsch
- ☐ C) Die Aussage 1 ist richtig, die Aussage 2 ist falsch
- ☐ D) Die Aussage 1 ist falsch, die Aussage 2 ist richtig
- ☐ E) Die Aussage 1 ist falsch, die Aussage 2 ist falsch

Antwort 181

▬ Die Lösung **E** ist richtig.

Eine *Gehirnerschütterung* (= *Commotio cerebri*) ist eine durch mechanische Einwirkung hervorgerufene akute, aber voll reversible Hirnfunktionsstörung. Es kommt zu einer kurz andauernden Bewusstseinsstörung mit Übelkeit und Erbrechen, ohne neurologische Ausfallserscheinungen und *bleibenden Gehirnschäden*.

Dagegen führt eine Gehirnprellung (= Contusio cerebri) zu einer echten Schädigung des Gehirns mit pathologischen Veränderungen.

Zu Aussage 2: Beim blutigen Gehirnschlag (= Apoplex) kommt es zu einer *intrazerebralen Gefäßwandruptur* mit Einblutung in das Hirngewebe. Hat eine ungünstige Prognose.

Antwort 182

▬ Die Lösung **A** ist richtig.

Die **Belegzellen** produzieren Salzsäure und den *Intrinsic Faktor*. Dieser ist notwendig zur Aufnahme von *Vitamin B$_{12}$* in den Körper. Neben der abakteriellen Wirkung hat die Salzsäure die Aufgabe, große Eiweißmoleküle zu spalten (=denaturieren) und das chemisch unwirksame Pepsinogen in die wirksame Form (= Pepsin) zu überführen.

Die **Hauptzellen** produzieren Pepsinogen.

Die **Nebenzellen** stellen einen schützenden Schleim für die Magenwand her.

Dann gibt es noch die G-Zellen im Bereich des Antrums, die das Hormon Gastrin produzieren.

Antwort 183

▬ Die Lösung **C** ist richtig.

Der *Appendix vermiformis* ist der Wurmfortsatz des Blinddarms. Er dient der Infektabwehr, weil er vornehmlich aus *lymphatischem Gewebe* besteht. Er ist sehr variabel in Form, Größe und Länge (2–20 cm), was die Diagnose bei akuter Appendizitis erschwert.

Zu Aussage 2: Nicht der Blinddarm besteht aus reichlich lymphatischem Gewebe, sondern der Wurmfortsatz des Blinddarms.

184. Ein Mangel an Parathormon führt zur Tetanie
weil
die Ausschüttung von Parathormon nicht vom Hypophysenvorderlappen kontrolliert wird.

    ☐ A) Die Aussage 1 ist richtig, die Aussage 2 ist richtig, die Verknüpfung ist richtig
    ☐ B) Die Aussage 1 ist richtig, die Aussage 2 ist richtig, die Verknüpfung ist falsch
    ☐ C) Die Aussage 1 ist richtig, die Aussage 2 ist falsch
    ☐ D) Die Aussage 1 ist falsch, die Aussage 2 ist richtig
    ☐ E) Die Aussage 1 ist falsch, die Aussage 2 ist falsch

185. Für die Kinderkrankheit Masern ist eine Konjunktivitis typisch
weil
eine Konjunktivitis nur durch Bakterien verursacht wird.

    ☐ A) Die Aussage 1 ist richtig, die Aussage 2 ist richtig, die Verknüpfung ist richtig
    ☐ B) Die Aussage 1 ist richtig, die Aussage 2 ist richtig, die Verknüpfung ist falsch
    ☐ C) Die Aussage 1 ist richtig, die Aussage 2 ist falsch
    ☐ D) Die Aussage 1 ist falsch, die Aussage 2 ist richtig
    ☐ E) Die Aussage 1 ist falsch, die Aussage 2 ist falsch

186. Das Pfeiffer-Drüsenfieber ist eine Infektionskrankheit
weil
das Pfeiffer-Drüsenfieber durch das Epstein-Barr-Virus verursacht wird.

    ☐ A) Die Aussage 1 ist richtig, die Aussage 2 ist richtig, die Verknüpfung ist richtig
    ☐ B) Die Aussage 1 ist richtig, die Aussage 2 ist richtig, die Verknüpfung ist falsch
    ☐ C) Die Aussage 1 ist richtig, die Aussage 2 ist falsch
    ☐ D) Die Aussage 1 ist falsch, die Aussage 2 ist richtig
    ☐ E) Die Aussage 1 ist falsch, die Aussage 2 ist falsch

Antwort 184

▨ Die Lösung **B** ist richtig.

Parathormon wird in den Nebenschilddrüsen (= Epithelkörperchen) produziert. Parathormon ist der Gegenspieler von Kalzitonin und führt zu einer Erhöhung des Blutkalziumspiegels. Eine Unterfunktion der Nebenschilddrüsen (= Hypoparathyreoidismus) entsteht am häufigsten durch versehentliche Entfernung bei Schilddrüsenoperation. Der dadurch entstehende niedrige Kalziumspiegel führt zur neuromuskulären Übererregbarkeit, zur sog. hypokalzämischen *Tetanie*. Es kommt zu Parästhesien und evtl. zu Muskelkrämpfen (typisch: Pfötchenstellung und „Tetaniegesicht" mit gespitzten Lippen). Diagnostisch wichtig sind:

▷ Chvostek-Zeichen: Beim Beklopfen des Nervus facialis auf der Wange treten Muskelzuckungen auf.

▷ Trousseau-Zeichen: Eine Blutdruckmanschette wird am Oberarm aufgepumpt und führt im positiven Fall zur Pfötchenstellung.

Zu Aussage 2: Die glandotropen Hormone ACTH und TSH sind Hormone des Hypophysenvorderlappens, die andere Hormondrüsen steuern.

Antwort 185

▨ Die Lösung **C** ist richtig.

Masern sind eine allgemein zyklische Infektionskrankheit. Die Übertragung erfolgt durch Tröpfcheninfektion, die Eintrittspforten sind die Schleimhäute der oberen Atemwege und die Augenbindehaut. Im Prodromalstadium sind Entzündungen der oberen Atemwege, *Konjunktivitis*, Fieber und Koplik-Flecken (weiße Flecken an der Wangenschleimhaut) typisch.

▶ **Merke:** Ein Masernkind ist verheult, verrotzt und verquollen.

Nach einem fieberfreiem Intervall von meist 1–2 Tagen erfolgt das Organstadium mit Manifestation eines typischen Exanthems: Rote, leicht erhabene Flecke, die sich vom Kopf, über den Rumpf zu den Extremitäten ausbilden. Sie sind konfluierend und jucken meist nicht.

Zu Aussage 2: Die Ursachen einer Konjunktivitis können infektiös (z. B. Adenoviren, Chlamydien, Gonokokken, Staphylokokken, usw.), nicht infektiös durch äußere Reize und allergisch (Heuschnupfen!) bedingt sein.

Antwort 186

▨ Die Lösung **A** ist richtig.

Das *Pfeiffer-Drüsenfieber* (= infektiöse Mononukleose) wird durch das *Epstein-Barr-Virus* hervorgerufen. Vor allem Kinder und Jugendliche sind betroffen. Diese allgemein zyklische *Infektionskrankheit* befällt im Organstadium das lymphoretikuläre System.

Drei typische Symptome:

● Angina

● Lymphknotenschwellungen

● typisches Blutbild

Hinzu kann eine Milz- oder seltener eine Leberschwellung kommen.

▶ Für HP besteht kein Behandlungsverbot.

187. Der Parasympathikus führt zu einer Erweiterung der Bronchien
weil
der Parasympathikus seinen Hauptsitz im Grenz-strang hat.

- ☐ A) Die Aussage 1 ist richtig, die Aussage 2 ist richtig, die Verknüpfung ist richtig
- ☐ B) Die Aussage 1 ist richtig, die Aussage 2 ist richtig, die Verknüpfung ist falsch
- ☐ C) Die Aussage 1 ist richtig, die Aussage 2 ist falsch
- ☐ D) Die Aussage 1 ist falsch, die Aussage 2 ist richtig
- ☐ E) Die Aussage 1 ist falsch, die Aussage 2 ist falsch

188. Als echtes Todeszeichen gelten rotblaue Flecken
weil
der Heilpraktiker einen Totenschein nicht ausstellen darf.

- ☐ A) Die Aussage 1 ist richtig, die Aussage 2 ist richtig, die Verknüpfung ist richtig
- ☐ B) Die Aussage 1 ist richtig, die Aussage 2 ist richtig, die Verknüpfung ist falsch
- ☐ C) Die Aussage 1 ist richtig, die Aussage 2 ist falsch
- ☐ D) Die Aussage 1 ist falsch, die Aussage 2 ist richtig
- ☐ E) Die Aussage 1 ist falsch, die Aussage 2 ist falsch

189. Ein Furunkel auf der Oberlippe kann zu einer schwer wiegenden Erkrankung des Gehirns führen
weil
das venöse Blut im oberen Gesichtsbereich über das Gehirn abfließt.

- ☐ A) Die Aussage 1 ist richtig, die Aussage 2 ist richtig, die Verknüpfung ist richtig
- ☐ B) Die Aussage 1 ist richtig, die Aussage 2 ist richtig, die Verknüpfung ist falsch
- ☐ C) Die Aussage 1 ist richtig, die Aussage 2 ist falsch
- ☐ D) Die Aussage 1 ist falsch, die Aussage 2 ist richtig
- ☐ E) Die Aussage 1 ist falsch, die Aussage 2 ist falsch

Antwort 187

▨ Die Lösung **E** ist richtig.

Der Hauptnerv des *Parasympathikus* ist der Nervus Vagus, der X. Hirn-
nerv. Kleinere Anteile bestehen noch in drei weiteren Hirnnerven und im
Kreuzbeinbereich. Die Wirkung ist entgegengesetzt zum Sympathikus,
z. B. Herz- und Atemfrequenzabfall, Blutdrucksenkung, Kontraktion der
Bronchialmuskulatur, Pupillenverengung (= Miosis),
Steigerung der Sekretion der Verdauungsdrüsen und der Magen-Darm-
Peristaltik.

Zu Aussage 2: Der Sympathikus hat seinen *Hauptsitz im Grenzstrang*.

Antwort 188

▨ Die Lösung **B** ist richtig.

Beide Aussagen sind richtig, die Verknüpfung ergibt jedoch keinen Sinn.

Sichere Todeszeichen werden für die Ausstellung des Totenscheins benötigt und sind Merkmale einer Leiche:

▷ Die Leichenstarre beginnt etwa 4 Stunden nach dem Tod an der Kopf-
und Halsmuskulatur und schreitet allmählich nach unten fort und löst
sich in der gleichen Reihenfolge innerhalb von 24 Stunden wieder auf.

▷ Totenflecken sind dunkelrotblaue Flecken auf der Haut. Sie entstehen
nach Stillstand des Blutstromes, das Blut senkt sich in den Gefäßen
auf Grund der Schwerkraft nach unten. An den am tiefsten gelagerten
Körperteilen entstehen so diese Flecken. Höher gelegene Körperteile
sind leichenblass.

▷ Die Fäulnis des Körpers (= Atolyse) entsteht durch den Zerfall der
chemischen Bausteine der Zellen, der ohne Sauerstoff im Körper nicht
mehr aufzuhalten ist.

▶ **Der HP darf keinen Totenschein ausstellen**, nur der Arzt.

Antwort 189

▨ Die Lösung **A** ist richtig

Ein *Furunkel* ist eine nekrotisierende, eitrige Einschmelzung eines
gesamten Haarfollikels und entsteht durch eine Haarfollikelentzündung.
Es entsteht ein äußerst schmerzhafter Knoten. Bei Lokalisation im
Gesicht ist die Gefahr auf Sinusthrombose (= *Hirnvenenthrombose*) und/
oder Meningitis gegeben.

Die Klinik äußert sich meist in plötzlichen starken Kopfschmerzen,
Bewusstseinsstörungen und anderen meningealen Symptomen.

190. **Das maligne Melanom kann neben der Haut auch das Auge befallen**

    weil

    das maligne Melanom Metastasen bilden kann.

    ☐ A) Die Aussage 1 ist richtig, die Aussage 2 ist richtig, die Verknüpfung ist richtig

    ☐ B) Die Aussage 1 ist richtig, die Aussage 2 ist richtig, die Verknüpfung ist falsch

    ☐ C) Die Aussage 1 ist richtig, die Aussage 2 ist falsch

    ☐ D) Die Aussage 1 ist falsch, die Aussage 2 ist richtig

    ☐ E) Die Aussage 1 ist falsch, die Aussage 2 ist falsch

191. **Ein 12-Monate alter Säugling sollte mit fremder Hilfe laufen können**

    weil

    ein 12-Monate alter Säugling einzelne Wörter sprechen sollte.

    ☐ A) Die Aussage 1 ist richtig, die Aussage 2 ist richtig, die Verknüpfung ist richtig

    ☐ B) Die Aussage 1 ist richtig, die Aussage 2 ist richtig, die Verknüpfung ist falsch

    ☐ C) Die Aussage 1 ist richtig, die Aussage 2 ist falsch

    ☐ D) Die Aussage 1 ist falsch, die Aussage 2 ist richtig

    ☐ E) Die Aussage 1 ist falsch, die Aussage 2 ist falsch

192. **Ein Patient mit einem Lungenemphysem wird über eine medikamentöse Therapie behandelt**

    weil

    ein Emphysematiker im Blut einen verminderten CO_2-Partialdruck aufzuweisen hat.

    ☐ A) Die Aussage 1 ist richtig, die Aussage 2 ist richtig, die Verknüpfung ist richtig

    ☐ B) Die Aussage 1 ist richtig, die Aussage 2 ist richtig, die Verknüpfung ist falsch

    ☐ C) Die Aussage 1 ist richtig, die Aussage 2 ist falsch

    ☐ D) Die Aussage 1 ist falsch, die Aussage 2 ist richtig

    ☐ E) Die Aussage 1 ist falsch, die Aussage 2 ist falsch

Antwort 190

▨ Die Lösung **B** ist richtig.

Das *maligne Melanom* ist ein von den Melanozyten ausgehender bösartiger (= metastasenbildender) Tumor. Melanozyten sind pigmentbildende Zellen und befinden sich hauptsächlich in der Basalschicht der Haut, sind aber auch in der Ader- und Regenbogenhaut des *Auges* und in Gehirnhäuten zu finden. Verdachtszeichen auf *malignes Melanom* sind z. B.: schnelles Wachstum eines Pigmentfleckes und andere Hautveränderungen, blauschwarze Verfärbung, entzündeter Hof um ein Muttermal, Blutungsneigung, Geschwürsbildung, Schmerzen.

Zur Erinnerung: Das Basaliom ist semimaligne (= halbböse), es setzt keine *Metastasen*, wächst aber zerstörend in das umliegende Gewebe ein.

Antwort 191

▨ Die Lösung **B** ist richtig.

Richtlinien über die motorische und physische Entwicklung eines Kindes im ersten Lebensjahr findet man in jedem „guten" Brockhaus. Man sollte jedoch wissen, dass diese Richtlinien statistisch ermittelt worden sind, und dass eine Abweichung davon noch nicht pathologisch sein muss.

Bei der Entwicklung eines Säuglings gilt:

▷ Bis zum 3. Monat sollte das Kind stark strampeln, in Bauchlage den Kopf um 90 Grad heben, Gegenstände kurz halten und den Kopf in Geräuschrichtung drehen

▷ Bis zum 6. Monat sollte das Kind selbstständig eine Lageänderung unternehmen können, nach den Zehen greifen, Spielzeug festhalten, vier verschiedene Laute von sich geben und auf Kontakt reagieren

▷ Bis zum 9. Monat sollte ein Kind krabbeln, sich hochziehen, sitzend spielen, Gegenstände werfen und etwas aufheben, Bekannte und Fremde unterscheiden können

▷ Bis zum 12. Monat sollte ein Kind *mit Hilfe laufen, mindestens drei Wörter sprechen und auf Papier kritzeln können*

Antwort 192

▨ Die Lösung **E** ist richtig.

Ein Lungenemphysem ist eine nicht reversible Erweiterung des Lungenvolumens mit einer verminderten Gasaustauschfläche. In erster Linie muss die dafür verantwortliche Ursache ausgeschaltet werden, um ein weiteres Fortschreiten des Lungenstrukturverlustes vorzubeugen. Symptomatische Therapie: Atemgymnastik, dosiertes körperliches Training, Langzeit-O_2-Gaben.

Zu Aussage 1: Eine medikamentöse Therapie ist nicht geeignet.

Zu Aussage 2: Im Blut eines Emphysematikers ist der CO_2-Partialdruck natürlich vermehrt und der O_2-Partialdruck vermindert.

193. **Beim Pneumothorax ist kein Stimmfremitus tastbar**
weil
der Stimmfremitus bei adipösen Patienten schlecht anwendbar ist.

- ☐ A) Die Aussage 1 ist richtig, die Aussage 2 ist richtig, die Verknüpfung ist richtig
- ☐ B) Die Aussage 1 ist richtig, die Aussage 2 ist richtig, die Verknüpfung ist falsch
- ☐ C) Die Aussage 1 ist richtig, die Aussage 2 ist falsch
- ☐ D) Die Aussage 1 ist falsch, die Aussage 2 ist richtig
- ☐ E) Die Aussage 1 ist falsch, die Aussage 2 ist falsch

194. **Bei einem Patienten mit akuter Lungenembolie ist eine verlangsamte Atmung nicht anzutreffen**
weil
es bei einem Patienten mit akuter Lungenembolie zu einer zentralen Atemlähmung kommen kann.

- ☐ A) Die Aussage 1 ist richtig, die Aussage 2 ist richtig, die Verknüpfung ist richtig
- ☐ B) Die Aussage 1 ist richtig, die Aussage 2 ist richtig, die Verknüpfung ist falsch
- ☐ C) Die Aussage 1 ist richtig, die Aussage 2 ist falsch
- ☐ D) Die Aussage 1 ist falsch, die Aussage 2 ist richtig
- ☐ E) Die Aussage 1 ist falsch, die Aussage 2 ist falsch

195. **Junge Frauen mit Ess-Störungen, im Sinne einer Anorexia nervosa, haben Schwierigkeiten ihre weibliche Identität zu finden**
weil
für Außenstehende diese Ess-Störung nicht immer zu erkennen ist.

- ☐ A) Die Aussage 1 ist richtig, die Aussage 2 ist richtig, die Verknüpfung ist richtig
- ☐ B) Die Aussage 1 ist richtig, die Aussage 2 ist richtig, die Verknüpfung ist falsch
- ☐ C) Die Aussage 1 ist richtig, die Aussage 2 ist falsch
- ☐ D) Die Aussage 1 ist falsch, die Aussage 2 ist richtig
- ☐ E) Die Aussage 1 ist falsch, die Aussage 2 ist falsch

Antwort 193

▬ Die Lösung **B** ist richtig.

Der *Stimmfremitus* stellt die Leitfähigkeit des Gewebes im Thorax für niederfrequente Schwingungen dar. Der Patient wird aufgefordert die Zahl 99 so tief wie möglich zu sprechen, während der Behandler den Brustkorb mit der flach aufgelegten Hand seitenvergleichend palpiert. Der *Stimmfremitus* ist dann verstärkt, wenn das Lungengewebe dichter wird, z. B. bei der Lungenentzündung. Jetzt können die Schwingungen besser geleitet werden. Dagegen ist der *Stimmfremitus* abgeschwächt, wenn die Fortleitung der Schwingungen des Lungengewebes behindert wird, z. B. durch *Pneumothorax*, Pleuraerguss oder Pleuraschwarte.

Zu Aussage 2: Der Stimmfremitus ist schlecht anwendbar bei *adipösen Patienten*, Männer mit enorm starken Brustmuskeln und Frauen und Kinder mit hoher Stimme.

Antwort 194

▬ Die Lösung **C** ist richtig.

Bei einer *Lungenembolie* bestimmt die Größe des verschleppten Embolus die Symptomatik:

- Unruhe, Angst, Bedrohungsgefühl
- plötzliche Atemnot
- stechende Brustschmerzen
- Tachypnoe, Tachykardie,
- Husten, manchmal mit blutigem Sputum
- Schocksymptomatik

Die Klinik ist sehr unterschiedlich. Es muss nicht immer das voll ausgeprägte Bild vorhanden sein. Möglich sind auch
rezidivierende Embolien mit kurzem Bewusstseinsverlust,
oder Schwindelanfälle mit Tachykardie und/oder Fieber.

Zu Aussage 2: Eine *zentrale Atemlähmung* kommt durch Schädigung des Atemzentrums zu Stande (z. B. durch Tumore, Traumen oder toxisch)

Antwort 195

▬ Die Lösung **B** ist richtig.

Bei der *Anorexia nervosa* sind v.a. junge schlanke Frauen in der Pubertät betroffen, nach dem 30. Lebensjahr wird die Erkrankung seltener. Diese Menschen leiden unter psychopathogenem Fasten. Ein zwanghaftes, suchtartiges Achten auf das Essen steht im Vordergrund. Die Gedanken kreisen ständig darum, wie überschüssige Kalorien eingespart werden können. Die Patienten haben keine Krankheitseinsicht, obwohl sie abmagern können bis zur lebensbedrohlichen Kachexie, empfinden sie sich dick. Häufig besteht ein Missbrauch von Appetitzüglern und Abführmitteln. Die Patienten leiden oft unter Hypotonie, Bradykardie, Obstipation, sekundärer Amenorrhö und Kaliummangel mit Gefahr von Herzrhythmusstörungen. Für *Außenstehende* ist diese Ess-Störung nicht so leicht zu erkennen. Die Ursache ist in der familiären Bindung zu suchen. Fast immer besteht ein sehr enger Kontakt zur Mutter. Magersüchtige lehnen ihre *sexuelle Entwicklung* ab.

196. Eine komplette Entfernung beider Eierstöcke kann eine Osteoporose begünstigen

weil

ein Patient mit ausreichender Bewegung sicher sein kann nicht an Osteoporose zu erkranken.

☐ A) Die Aussage 1 ist richtig, die Aussage 2 ist richtig, die Verknüpfung ist richtig

☐ B) Die Aussage 1 ist richtig, die Aussage 2 ist richtig, die Verknüpfung ist falsch

☐ C) Die Aussage 1 ist richtig, die Aussage 2 ist falsch

☐ D) Die Aussage 1 ist falsch, die Aussage 2 ist richtig

☐ E) Die Aussage 1 ist falsch, die Aussage 2 ist falsch

197. Ein Kompressionsverband ist bei einer arteriellen Verschlusskrankheit kontraindiziert

weil

eine arterielle Verschlusskrankheit zur Bildung von Kollateralen führen kann.

☐ A) Die Aussage 1 ist richtig, die Aussage 2 ist richtig, die Verknüpfung ist richtig

☐ B) Die Aussage 1 ist richtig, die Aussage 2 ist richtig, die Verknüpfung ist falsch

☐ C) Die Aussage 1 ist richtig, die Aussage 2 ist falsch

☐ D) Die Aussage 1 ist falsch, die Aussage 2 ist richtig

☐ E) Die Aussage 1 ist falsch, die Aussage 2 ist falsch

198. Hypotonie gilt nicht als Risikofaktor für einen Herzinfarkt

weil

eine Umstellung von Nachtruhe auf Tagesrhythmus ein auslösender Faktor für einen Herzinfarkt sein kann.

☐ A) Die Aussage 1 ist richtig, die Aussage 2 ist richtig, die Verknüpfung ist richtig

☐ B) Die Aussage 1 ist richtig, die Aussage 2 ist richtig, die Verknüpfung ist falsch

☐ C) Die Aussage 1 ist richtig, die Aussage 2 ist falsch

☐ D) Die Aussage 1 ist falsch, die Aussage 2 ist richtig

☐ E) Die Aussage 1 ist falsch, die Aussage 2 ist falsch

Antwort 196

▨ Die Lösung **C** ist richtig.

Zur Erinnerung: Unterschieden wird der Osteoporose Typ I (Postmenopausale *Osteoporose*) und der Typ II (Altersosteoporose). Als Risikofaktoren für die Entstehung einer Osteoporose gelten: Bewegungsmangel,
Genussgifte (Alkohol, Nikotin, Koffein), positive Familienanamnese,
Abneigung gegen Milch und Milchprodukte, sehr schlank (Untergewicht), früher Beginn der Wechseljahre (jünger als 45 J.) bzw. später
Menstruationsbeginn (später als 15 J.), *komplette Entfernung beider Eierstöcke*, keine Kinder, Behandlung mit Kortison.

Antwort 197

▨ Die Lösung **B** ist richtig.

Beide Aussagen sind richtig, die Verknüpfung ergibt jedoch keinen Sinn.
Eine periphere *arterielle Verschlusskrankheit* (pAVK) ist durch eine
Lumeneinengung der Arterien in den Extremitäten bedingt. 90% der
betroffenen Gefäße sind in den Beinen lokalisiert. Nach FONTAINE kann
diese Erkrankung in vier Stadien eingeteilt werden:

▷ Stadium I. Gefäßeinengung ohne klinische Beschwerden.
▷ Stadium II. Belastungsschmerz tritt nach einer bestimmten Gehstre-
  cke auf (Claudicatio intermittens = Schaufensterkrankheit)
▷ Stadium III. Schmerzen schon in Ruhe
▷ Stadium IV. Es kommt zum Untergang von Gewebe mit möglicher
  Bildung eines Gangräns

Die Therapie basiert als Erstes auf der Beseitigung der Ursachen und
Risikofaktoren. Ein sog. Gefäßtraining (spezielle Bewegungstherapie)
wird verordnet, um die Bildung von Kollateralkreisläufen anzuregen und
zu unterstützen. Dies gilt allerdings nur bei Schweregrad I und II. Eine
arterielle Verschlusskrankheit im Stadium III und IV wird medikamentös
und chirurgisch behandelt.

Antwort 198

▨ Die Lösung **B** ist richtig.

Beide Aussagen sind richtig, die Verknüpfung ergibt jedoch keinen Sinn.
Als *Risikofaktoren* für einen *Herzinfarkt* gelten:
Hypercholesterinämie, Hypertonie, Fettsucht, Zigarettenkonsum, Dia-
betes mellitus, Bewegungsmangel, negativer Stress. Von *Hypotonie* als
Krankheit spricht man erst dann, wenn der Blutdruck nicht mehr aus-
reicht um z. B. das Gehirn ausreichend zu durchbluten.
Zu Aussage 2: Als auslösende Faktoren für ein Herzinfarkt gelten: plötz-
liche Kraftanstrengung, Stress-Situationen, ein reichliches (und spätes)
Abendessen und die *Umstellung* von der *Nachtruhe* auf den *Tagesrhythmus* (v.a. wenn dieser hektisch beginnt)

199. **Bei einem adipösen Patienten hat eine Nulldiät immer Aussicht auf Erfolg**
weil
eine Nulldiät keinen ernsthaften Komplikationen unterliegt.

- ☐ A) Die Aussage 1 ist richtig, die Aussage 2 ist richtig, die Verknüpfung ist richtig
- ☐ B) Die Aussage 1 ist richtig, die Aussage 2 ist richtig, die Verknüpfung ist falsch
- ☐ C) Die Aussage 1 ist richtig, die Aussage 2 ist falsch
- ☐ D) Die Aussage 1 ist falsch, die Aussage 2 ist richtig
- ☐ E) Die Aussage 1 ist falsch, die Aussage 2 ist falsch

200. **Der Musculus quadriceps femoris (vierköpfiger Oberschenkelmuskel) streckt den Unterschenkel im Kniegelenk**
weil
der Musculus quadriceps femoris vier Ansatzsehnen besitzt.

- ☐ A) Die Aussage 1 ist richtig, die Aussage 2 ist richtig, die Verknüpfung ist richtig
- ☐ B) Die Aussage 1 ist richtig, die Aussage 2 ist richtig, die Verknüpfung ist falsch
- ☐ C) Die Aussage 1 ist richtig, die Aussage 2 ist falsch
- ☐ D) Die Aussage 1 ist falsch, die Aussage 2 ist richtig
- ☐ E) Die Aussage 1 ist falsch, die Aussage 2 ist falsch

Antwort 199

▬ Die Lösung **E** ist richtig.

Eine *Nulldiät* hat gerade bei einem *adipösen* Patienten **wenig Aussicht auf Erfolg**. Für diesen Patienten ist es viel wichtiger, seine Ernährungsweise und das Essverhalten umzustellen! An zweiter Stelle einer sinnvollen Therapie steht eine zur aufgenommenen Nahrung entsprechende körperliche Bewegung.

Zu Aussage 2: Vor allem chronisch Erkrankte sollten nicht einfach beginnen zu fasten, sondern sich von einer medizinischen Fachkraft beraten und auch begleiten lassen.

Unbedingt wichtig beim Fasten ist die Aufnahme von mindestens drei Liter Flüssigkeit pro Tag!

Komplikationen

bei einer Nulldiät: Gichtanfälle, Hypotonie, Nierensteinbildung, Herzrhythmusstörungen, Schlaganfall u. a.

Antwort 200

▬ Die Lösung **C** ist richtig.

Der *Quadriceps femoris* ist der *Strecker im Kniegelenk.* Dieser gewaltige Muskel besteht aus vier Muskelbäuchen und hat somit auch vier verschiedene Ursprünge: M. rectus femoris (kann das Hüftgelenk beugen), M. vastus intermedius, vastus lateralis und vastus medialis. Diese *vier Muskeln* vereinigen sich zu einer *gemeinsamen Sehne,* die an der Kniescheibe ansetzt. Von dort verläuft ein weiterer Sehnenzug zu einem knöchernen Vorsprung des Schienenbeins und ist dort fest verwachsen.

Zu Aussage 2: Der Musculus quadriceps femoris besitzt vier *Ursprungssehnen.*

Anhang

Stichwortverzeichnis – alphabetisch

Stichwortverzeichnis – nach Nummern

Stichwortverzeichnis n. Themenbereichen

Verdauungsorgan

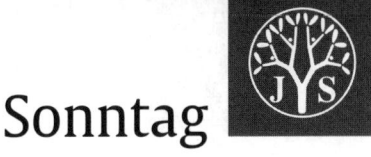
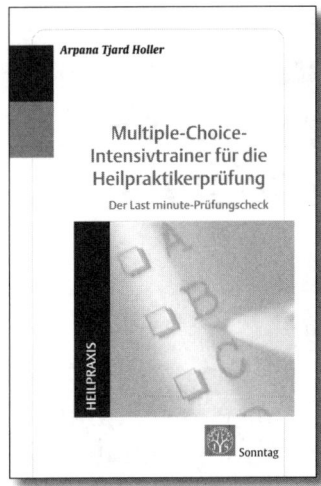

Sonntag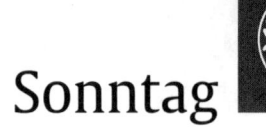

Intensives »Training«
für optimalen Erfolg!

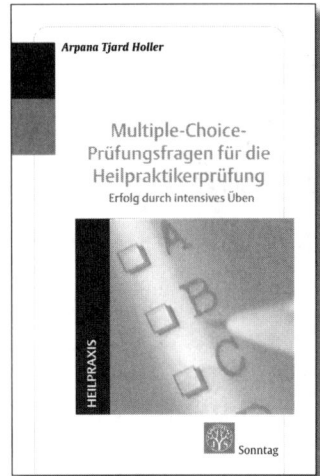

A. T. Holler

Multiple-Choice-Prüfungsfragen für die Heilpraktikerprüfung

Erfolg durch intensives Üben

2000, 370 S., kt.,
DM 49,90 / ÖS 364 / SFr 46,–
ISBN 3-87758-195-1

In diesem Multiple-Choice-Fragentrainer findet der gestreßte Prüfungskandidat 438 Fragen aus Prüfungsprotokollen lerngerecht aufbereitet. Wer sich mit diesem Fragentrainer intensiv auf die Prüfung vorbereitet, der schläft die Nacht vor der Prüfung mit Sicherheit ruhig. Besonders hilfreich: Jede Menge praktische Tips für die Prüfung, spezielle Maßnahmen und Mittel gegen Prüfungsangst und Streß.

Sonntag Verlag Stuttgart
Postfach 30 05 04 · 70445 Stuttgart
Tel. 07 11-89 31- 333 · Fax 07 11-89 31- 133